# MEJORA DE LA MEMORIA

*El Libro de la Memoria para Mejorar y Aumentar el Poder del Cerebro*

-

*Alimentos para el Cerebro y Hábitos Saludables para Mejorar la Memoria, Recordar Más y Olvidar Menos*

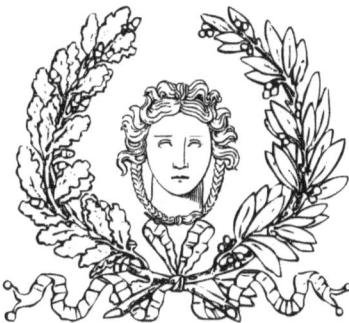

# EDOARDO
## ZELONI MAGELLI

# MEJORA DE LA MEMORIA

ISBN: 978-1-80111-640-4 – Septiembre 2020 – Versión original: Miglioramento della Memoria: Il Libro sulla Memoria per Incrementare la Potenza Cerebrale - Cibo e Sane Abitudini per il Cervello per Aumentare la Memoria, Ricordare di Più e Dimenticare di Meno (Junio 2020)

Autor: Psicólogo, Empresario y Consultor Edoardo Zeloni Magelli, nacido en Prato en 1984.En 2010, poco después de graduarse en Psicología del Trabajo y de las Organizaciones, lanzó su primera compañía startup. Como empresario, él es el CEO de Zeloni Corporation, una compañía de formación especializada en ciencias mentales aplicadas a los negocios. Su compañía es un punto de referencia para cualquiera que quiera realizar una idea o un proyecto. Como científico de la mente, él es el padre de la Psicología Primordial y ayuda a las personas a potenciar sus mentes en el menor tiempo posible. Un amante de la música y del deporte.

**UPGRADE YOUR MIND** → zelonimagelli.com

**UPGRADE YOUR BUSINESS** → zeloni.eu

# ÍNDICE

# "Se trata de dominarse a sí mismo"

## MARCUS TULLIUS CICERO

# Introducción

Nuestra memoria es una de esas cosas que siempre pensamos que debemos mejorar pero en realidad no hacemos nada al respecto. En mi opinión, esto es bastante trágico porque mejorar la memoria es algo que es fácil de hacer y no requiere de ninguna habilidad especial o superpoderes. Sin embargo, es una de esas cosas que cuando dominamos se asemeja a un superpoder.

¿Qué estaría dispuesto a renunciar para lograr una gran memoria? Todos estamos familiarizados con el refrán "para ganar algo primero debes renunciar a algo". Usualmente esto evoca imágenes de un gran sacrificio y el estilo de vida de un monje. Bueno, en este caso lo único que necesita ceder es el costo de este libro y sus predecesores en esta serie: *"Memoria Fotográfica"* y *"Entrenamiento de la Memoria"*.

Por supuesto, necesitará dedicar algo de tiempo. No obstante, la buena noticia es que no necesita encerrarse en una habitación específicamente para practicar cualquiera de las técnicas en este libro. En realidad, puede hacerlo si así lo desea, pero no es necesario. Puede practicar todas las técnicas en el transcurso de su día.

La mejor parte de todo esto, como lo descubrirá, es que una memoria mejorada beneficiará su habilidad para adquirir una serie de habilidades, además de tener temas de conversación en las reuniones. Habilidades como la capacidad de recordar discursos enteros, hechos históricos, aprender otros idiomas, organizar sus tareas diarias, entre otras cosas. Por último, pero no menos importante, también le demostraré como una memoria mejorada aumentará sus ganancias, es decir, poner más dinero en su billetera.

Entonces, ¿qué puede esperar en las siguientes páginas? ¿Puede convertirse en un supergigante de la memoria? Eso dependerá de usted. Las técnicas requieren trabajo y muchas personas se sabotean a sí mismas haciendo mucho en poco tiempo. Tómelo con calma y permita que su cerebro se ajuste y se ponga al día con las cosas. Se dará cuenta que el refrán "lento y constante se gana la carrera" es muy apropiado cuando se trata de entrenar su memoria. Recuerde que tener una gran memoria es una habilidad. Y como cualquier otra habilidad, necesita practicarla y ejercitarla. Piense en su memoria como un músculo que necesita ser ejercitado: si lo ejercita mucho lo agotará y corre el riesgo de una lesión; si no lo ejercita, se marchitará.

Permitase un descanso adecuado y tómelo con calma. No tiene que aprender todas estas cosas en una noche. Si usted ha practicado anteriormente técnicas para mejorar la memoria, entonces estará familiarizado con algunas de las ideas en este libro. Sin embargo, ilustraré una serie de técnicas más avanzadas.

A lo largo del camino, también aprenderá como adaptar las técnicas de la memoria a situaciones específicas, desde su uso para recordar números hasta el aprendizaje de un nuevo idioma.

Sin embargo, antes que nada, es importante comprender la fisiología de su cerebro. Así que sin más preámbulos, veamos esto primero.

# 1. Cómo Funciona la Memoria

Siempre nos han hecho creer que nuestros recuerdos son documentos que se almacenan dentro de un archivador que es nuestro cerebro. Otra descripción más moderna compara el cerebro con una supercomputadora y los recuerdos individuales son como archivos que se almacenan electrónicamente. Sin embargo, dada la evidencia reciente, la verdad es que nuestros cerebros y recuerdos son aún más complejos y difíciles de entender a través de tales metáforas.

Comprender los diferentes tipos de memoria y cómo nuestro cerebro decide almacenar todo lo que hace es crucial para que usted desarrolle sus habilidades de memoria.

# Biología

En términos biológicos simples, nuestra memoria es solo un grupo de neuronas que se activan juntas dentro de nuestros cerebros con el fin de recrear eventos pasados. Por lo tanto, cuando recordarnos eventos anteriores, nuestro cerebro no está recuperando un archivo antiguo de sus recovecos, sino que está recreando todo el evento activando las neuronas que estuvieron involucradas (Ifc.unam.mx, 2019).

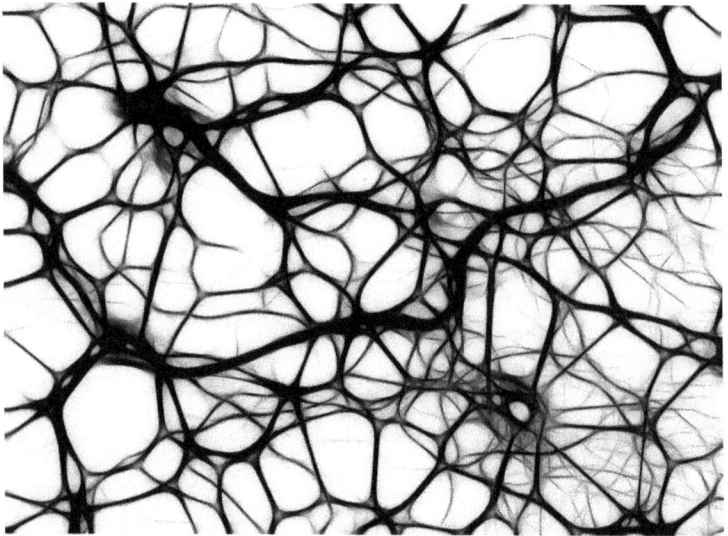

¿Cómo recuerda el cerebro que neuronas se activaron en ese momento? Esto no se sabe, ni se comprende completamente. Lo que se conoce es que los procesos de la memoria y del aprendizaje están vinculados. Si bien el aprendizaje implica la activación de nuevos grupos de neuronas y la creación de nuevas vías neuronales, recordar involucra la activación de las antiguas.

El proceso de crear nuevas vías neuronales necesariamente requiere la activación de las antiguas y, por lo tanto, no podemos aprender sin una forma de memorización. Entendemos esto instintivamente. Tomemos por ejemplo el caso de aprender un idioma. Para progresar más y aprender estructuras gramaticales complejas, es necesario primero memorizar las letras del alfabeto y los números.

El lóbulo temporal dentro de nuestros cerebros es un área importante con respecto a nuestras memorias (Ifc.unam.mx, 2019). Un daño a esta área afecta nuestra capacidad tanto para aprender como para recordar cosas. El desfase horario y el estrés son algunos de los factores del estilo de vida que causan daño en el lóbulo temporal si no se controlan durante un largo período de tiempo.

Nuestros recuerdos no son todos iguales. Es decir, almacenamos diferentes tipos de memorias dentro de nosotros. La memoria a largo plazo es lo que denominamos "memoria" en el lenguaje cotidiano.

## *Modelos de Memoria*

Existen dos modelos populares que buscan explicar cómo almacenamos las imágenes e información en nuestro interior. Uno de ellos tiene una estructura muy rígida y se llama modelo Atkinson-Shiffrin, que lleva el nombre de los científicos que lo propusieron (Human-memory.net, 2019). Bajo este modelo, se piensa que la memoria tiene tres etapas: de sensorial a memoria a corto plazo a memoria a largo plazo.

En otras palabras, toda la información comienza como memoria sensorial, pasa a la memoria a corto plazo, antes de incorporarse a la memoria a largo plazo. Este modelo incluso divide la memoria a largo plazo en más etapas. La memoria a largo plazo se divide en memoria explícita o consciente e implícita o inconsciente. La memoria consciente se subdivide en dos niveles más dependiendo de si buscamos recordar tareas o hechos.

Ahora, para nuestros propósitos no es necesario profundizar en el modelo para comprenderlo. Más bien, es para demostrar cuán profundos son nuestros recuerdos y realmente lo poco que los entendemos. Un vistazo rápido de este modelo revelará que no tiene en cuenta cómo se forman los recuerdos subconscientes y cómo influyen en nuestros recuerdos conscientes y decisiones.

El segundo modelo intenta abordar esto eliminando toda la rigidez y simplemente explica el desarrollo del aprendizaje y la memoria como un flujo de la memoria consciente a la memoria profunda (Human-memory.net, 2019). Este modelo se denomina modelo de niveles de procesamiento y fue propuesto por los científicos Fergus Craik y Robert Lockhart. Sin embargo, las deficiencias de este modelo son evidentes debido a su incapacidad para explicar la memoria a corto plazo respecto a la de largo plazo.

De cualquier forma podemos concluir que existen tres tipos de memoria: sensorial, a corto plazo y largo plazo. Así que demos un vistazo a cada una de ellas.

## *Memoria Sensorial*

Este tipo de memoria se relaciona con la retención de información obtenida de nuestras entradas sensoriales. Nuestras impresiones de las entradas sensoriales pueden ser ignoradas o reconocidas. Cuando las reconocemos, la información pasa a la memoria sensorial. La decisión de ignorar o reconocer es la única parte consciente de esta memoria, el resto funciona automáticamente. Así es como podemos percibir las cosas sin tocarlas.

Por ejemplo, si ve una taza de café humeante, no es necesario que la toque para saber que estará caliente. Este tipo de memoria no puede mejorarse de ninguna forma mediante tácticas como el ensayo o memorización consciente, como por ejemplo memorizar un texto completo. La memoria sensorial real dura menos de un segundo antes de ser rechazada o aprobada para ir a la memoria a corto plazo.

El tiempo que dura es tan corto que usualmente se combina con el proceso de percepción.

## Memoria a Corto Plazo

La memoria a corto plazo a menudo se utiliza indistintamente con el término de memoria de trabajo. Este tipo de memoria es lo que nos ayuda a completar las tareas. Por ejemplo, recordar partes anteriores de una oración o conversaciones para continuarlas o terminar una tarea. Como lo sugiere su nombre, la memoria a corto plazo no dura mucho tiempo y la información que contiene usualmente se pierde para siempre a menos que se haga un esfuerzo para recordarla.

Cuando se hace un esfuerzo, como la repetición u otras técnicas, para memorizar la información, en general pasa instantáneamente a la memoria a largo plazo. Existe cierto debate sobre si se lleva a cabo o no alguna forma de edición o verificación especialmente cuando están involucradas emociones profundas, pero usualmente la transferencia ocurre con bastante rapidez y no hay mucho retraso.

La memoria de trabajo puede retener de cinco a nueve elementos a la vez, según varios estudios realizados (Human-memory.net, 2019). Esto puede no parecer mucho, pero gran parte de la información que almacenamos tiende a estar fragmentada. El *Chunking* se refiere a un proceso de memorización en el que se junta mucha información similar para memorizar características y cualidades utilizando una sola palabra. Por ejemplo, la palabra "automóvil" está grabada en nuestro cerebro para recordar todas sus características.

De forma similar, la palabra "conducir" está grabada en nuestro cerebro porque contiene todo lo que tenemos que hacer cuando conducimos. Cuando aprendemos a conducir, nuestro cerebro no tiene ninguna red neuronal dedicada a este fragmento de información y trata cada tarea de forma individual. Por lo tanto, el acto de aprender es simplemente enseñar a nuestro cerebro formar redes más específicas dentro de las cuales se coloca la información

La porción ejecutiva central de la corteza prefrontal (CPF) es esencial para la salud de la memoria a corto plazo. Los estudios han demostrados que el daño a esta área de la CPF da como resultado la pérdida de memoria a corto plazo (Human-memory.net, 2019). La memoria a corto plazo, en términos de evolución, ha jugado un papel muy importante en la propagación de nuestra especie.

Nuestra habilidad de enfocarnos y limitar las cosas más importantes en las que trabajar e ignorar o almacenar otras para más adelante nos ha dado una gran ventaja sobre las otras especies. De este modo, no solo podemos recordar las cosas por más tiempo, también podemos optar por pensar en lo que queremos. Si bien esto parece imposible para aquellos con mentes hiperactivas, con entrenamiento todo es posible.

Las técnicas para mejorar la memoria a corto plazo incluyen el chunking y la repetición. La repetición es simplemente insistir en la misma información una y otra vez. Esta es una técnica particularmente efectiva ya que la inclinación natural de la memoria a corto plazo es decaer y olvidar cosas después de un tiempo, dado que necesita hacer espacio para otros asuntos más urgentes.

Por lo tanto, repetirse una información la transferirá a la memoria a largo plazo y liberará espacio dentro de la memoria de trabajo. El chunking, como se explicó anteriormente, es simplemente juntar conceptos similares con el fin de absorber mejor la información. También se refiere a dividir la información que parece muy compleja. Por ejemplo, un número largo se puede dividir en fragmentos más pequeños y absorberse en trozos separados.

La investigación muestra que la memoria a corto plazo se puede hacer más eficiente y la información se puede retener mejor en la memoria a largo plazo al vincular fonéticamente el sonido asociado con la información. La vinculación es una técnica de memorización popular, como se explicó en el primer libro de esta serie, y estimula la memoria a corto plazo.

Cabe señalar en este punto que aumentar la memoria a corto plazo no significa que pueda contener más piezas de información en su interior. Es solo que la información fluye hacia la memoria a largo plazo más rápido y, por lo tanto, libera espacio adicional dentro de la memoria de trabajo.

## Memoria a Largo Plazo

La memoria a largo plazo es lo que pensamos cuando hablamos del tema, pero la realidad es que esta es la menos comprendida de todos los tipos de memoria. La investigación ha demostrado que la memoria a largo plazo es solo una colección de redes neuronales y la formación de una nueva memoria es solo el enlace de neuronas existentes a través de unas conexiones, denominadas sinapsis. Mientras más fuertes y gruesas sean las sinapsis, recordaremos mejor la información.

Sin embargo, las sinapsis no siempre se desconectan o dejan de existir. En algunos casos, especialmente en los extremadamente traumáticos, las sinapsis tienden a romperse y la memoria se pierde para siempre, pero en general esto no suele suceder. Esto ha llevado a muchos investigadores a cuestionar si realmente olvidamos las cosas (Human-memory.net, 2019).

Entonces, ¿cómo se explica el hecho de que no podemos recordar nuestro días de infancia? Bueno, lo que sucede es que los recuerdos antiguos a menudo quedan enterrados bajo una tonelada de redes neuronales más nuevas y recientes y, por lo tanto los recuerdos antiguos quedan solapados. De vez en cuando puede ocurrir algún factor detonante que nos permite recordar viejos recuerdos; cuando esto sucede, nos desconcierta por unos momentos ya que nuestro cerebro literalmente se ajustó y esto provoca una sensación de desconexión por algún tiempo. Hablando de factores detonantes, mientras que la memoria sensorial y a corto plazo utiliza los sentidos para recordar e interpretar las cosas, la memoria a largo plazo utiliza el significado y asociación. Es decir, las cosas más importantes, determinadas por nuestros sentimientos, reciben prioridad a la hora de almacenarlas y evitan que se les superpongan otros recuerdos.

Esta es solo una forma elegante de decir que las emociones importan cuando se trata de memorizar. Conectar las emociones positivas con nuevos trozos de información es extremadamente útil cuando se trata de almacenamiento. La memoria a largo plazo se subdivide en memoria consciente e inconsciente o subconsciente y no entendemos cómo funciona esto biológicamente.

A nivel psicológico, sabemos que nuestra mente subconsciente está llena de cosas que han pasado de nuestra mente consciente a ella. Estos hábitos son antiguos y arraigados y los realizamos sin pensar, como por ejemplo atarse los cordones de un zapato. Sin embargo, ¿cuál es el impacto emocional de atarse los cordones de un zapato? Si bien es posible que nos hayamos sentido bien cuando lo logramos por primera vez cuando éramos niños, ¿es esa emoción realmente más positiva que, digamos, recibir amor de alguien que valoramos?

Entonces, ¿por qué esta memoria pasa al subconsciente y nunca se sobrescribe, mientras que en muchos otros casos comparables en naturaleza no lo hacen? La respuesta es que simplemente no lo sabemos. Los científicos suponen que nuestros cerebros podrían estar priorizando la información recibida durante los primeros años y cinco años de nuestras vidas sobre aquellos que recibimos cuando somos mayores, pero no hay pruebas científicas que respalden esto (Human-memory.net, 2019).

Sin embargo, por experiencia entendemos que los niños son máquinas de aprendizaje y simplemente absorben todo lo que los rodea sin cuestionar, mientras que las personas mayores tienden a ponerse más irritables cuando sus creencias son cuestionadas. Para ser justos, esto aplica para todos los adultos pero el grado en que se puede cuestionar las creencias de una persona disminuye con la edad.

Biológicamente hablando, la corteza prefrontal y el hipocampo juegan un papel importante en la recuperación y formación de la memoria a largo plazo. Al igual que para la memoria a corto plazo, la forma para enviar información al almacenamiento a largo plazo es simplemente asociarla con entradas sensoriales adecuadas, pensar en palabras que riman y demás; luego para grabarla en la memoria a largo plazo simplemente se deben asociar emociones fuertes y positivas a ella.

¿Pueden ayudar las emociones negativas? En realidad sí pueden y es que nuestros cerebros son mucho más perceptivos a las emociones negativas que a las positivas gracias a la forma en que hemos evolucionados. No obstante, desde un punto de vista psicológico, debe ser obvio que la emoción positiva tendrá muchos más beneficios que una emoción negativa.

Las emociones positivas también afectan nuestra autoimagen. De nuevo, no sabemos cómo se almacena esta colección de creencias, pero si sabemos cómo cambiarlas. Cambiar su visión de sí mismo alterando sus creencias es muy importante.

Existen métodos que a menudo utilizo con mis clientes que me permiten potenciar sus mentes lo más rápido posible, cambiando sus creencias limitantes por creencias inspiradoras. Pero esto es material para otro libro, así que no lo detallaré aquí.

## Ondas Cerebrales

La comunicación entre sus redes neuronales por sinapsis se realiza mediante electricidad. Estas comunicaciones eléctricas producen ondas electromagnéticas dentro del cerebro y, basándose en la frecuencia de estas ondas, es posible detectar por qué tipo de estados está atravesando el cerebro.

Ahora, antes de continuar, debo advertirle que existen varias fuentes que asignan propiedades mágicas a las ondas cerebrales y su capacidad para cambiar su vida.

Existen afirmaciones como incrementar su coeficiente intelectual, mejorar su concentración entre otras, al escuchar sonidos que tienen la misma frecuencia que las ondas del cerebro y que producen el efecto deseado.

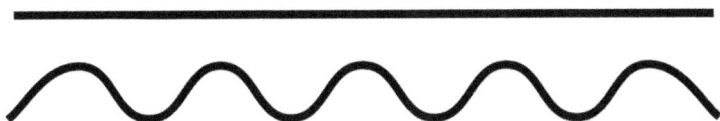

Desde una perspectiva científica, ninguno de estos funciona (Novella, 2017). Tendríamos que hacer más estudios para comprender si su cerebro es un diapasón que puede ser inducido a vibrar cuando escucha un sonido y ponerse atento mágicamente. Cuando estas soluciones funcionan, en la mayoría de los casos son el resultado del efecto placebo. ¿Entonces la música puede alterar nuestro estado de conciencia? Por supuesto que puede, piense en su música relajante favorita. Recuerde, cualquier estímulo externo puede cambiar su estado de conciencia, incluso hablar con un amigo.

La información que presento aquí es solo para propósitos de conocimiento y no debe tomar esto como un método para aumentar su concentración o memoria. Esas técnicas vendrán después.

En resumen, los tipos de ondas cerebrales que existen son los siguientes:

- **Infra-lentas:** Estas vibran a una frecuencia menor de 0.5 Hz y se sabe muy poco sobre el tipo de actividad que las produce. Su baja frecuencia hace que sea muy difícil detectarlas y medirlas.

- **Delta:** las ondas delta oscilan entre las frecuencias de 0.5 a 4 Hz. Estas ondas se producen cuando estamos en un estado de sueño profundo y están asociadas con la curación ya que el cuerpo realiza este proceso cuando estamos dormidos.

- **Teta:** oscilando entre 4 a 8 Hz, las ondas teta se pueden considerar como ondas de sueño, corresponden a un estado de relajación profunda. Estas ondas se detectan cuando nuestra mente está soñando o en un estado subconsciente, entre la conciencia y la inconsciencia.

- **Alfa:** estas ondas se producen cuando estamos completamente presentes y pacíficamente concentrados en una tarea sin distracciones externas. Es decir, en una mente tranquila y concentrada. Un estado de conciencia tranquilo. Oscilan entre las frecuencias de 8 a 12 Hz. En este estado mental somos más capaces de almacenar y recuperar información.

- **Beta:** las ondas beta son las más comúnmente presentes y ocurren durante nuestras funciones normales del día a día. Por ejemplo, mientras lee este libro, su cerebro presenta ondas beta. Es un estado activo de conciencia. Estos oscilan entre 12 a 35 Hz.

- **Gamma:** Son las ondas de alto rendimiento. Esta es una longitud de onda favorita de los charlatanes. Quizás oscilando entre 35 y 42 Hz (hay investigaciones contradictorias), las ondas gamma son un poco misteriosas. Técnicamente, están más allá del espectro del funcionamiento neuronal, pero se producen cuando una persona se encuentra en un estado de gran concentración, como un gran rendimiento deportivo o una tarea delicada que requiere una concentración absoluta. También puede ser un estado muy excitado, como estar enamorado. Estas también se han detectado en personas que han alcanzado un alto nivel dentro de su práctica de meditación. Esto ha ocasionado que las ondas gamma sean coronadas como las ondas de la iluminación espiritual, lo que podría ser cierto; pero no se deje engañar, hay muchos estafadores y charlatanes que juegan con las debilidades de las personas.

Existen acalorados debates entre los neurocientíficos sobre las ondas cerebrales, especialmente por las ondas gamma. Por lo tanto, preste atención a los tonos isocrónicos y a los latidos binaurales y similares, porque probablemente funcionen principalmente como placebos. No hay mucha evidencia científica que respalde su eficacia. Ciertamente, no causan ningún daño si se usan con moderación. Al igual que la música relajante, a veces pueden darle una sensación de bienestar. Sin embargo, no piense en ellos como atajos para activar su cerebro de alguna manera.

# La Ciencia del Aprendizaje

Este es un libro sobre el mejoramiento la memoria, por lo que hablar sobre el aprendizaje puede parecer algo tangencial. Sin embargo, como ya hemos visto, ambos procesos comparten muchas similitudes. Comprender, brevemente, cómo aprender de manera efectiva lo ayudará a entender cómo crear huellas de memoria más profundas, ya que tendrá que aprender nuevas técnicas.

Las experiencias son la mejor forma de aprender y una mirada superficial a nuestras propias vidas lo confirmará. Por lo tanto, crear una historia de algún tipo antes de aprender un tema nuevo es una técnica excelente. Un ejemplo, en este caso, sería convertir el aprendizaje de nuevas técnicas de mejora de la memoria en una aventura de algún tipo.

Esto puede parecer infantil, pero quizás sea algo bueno porque los niños ciertamente saben mucho más sobre el aprendizaje que los adultos y parece que también tienen una imaginación más activa. Aplicar una melodía a listas de palabras y asociar información nueva con información antigua son técnicas para aplicar información nueva a un guión gráfico.

La emoción es un excelente motivador para aprender nueva información y abre nuestra mente a nuevas experiencias. Cuando estamos en un estado profundamente emocional, nuestras redes neuronales más antiguas están listas para ser sobrescritas y así es como los hábitos indeseables, que son solo redes, son sustituidos. Esta técnica de asociar las emociones negativas con los viejos hábitos y las emociones positivas con los nuevos se utiliza comúnmente con fines de recuperación y rehabilitación de las drogas y el alcohol (American Addiction Centers, 2019).

El enfoque y la intencionalidad impulsan nuestro aprendizaje hacia un objetivo específico. El enfoque lo ayuda a concentrarse y la intencionalidad es su "por qué", como en "¿por qué estás aprendiendo esto?". La última pieza del rompecabezas es la repetición. Hacer algo una y otra vez da forma a la red neuronal y construye los caminos.

Por lo tanto, con estas cuatro herramientas: enfoque, intencionalidad, emoción y repetición, puede aprender nueva información. No existen atajos, necesita sentarse y hacer el trabajo.

Entonces, después de haber analizado la biología del cerebro y el proceso de aprendizaje, echemos un vistazo a cómo podemos mejorar nuestra capacidad para memorizar y fortalecer nuestro cerebro a través de nuestro estilo de vida.

# 2. Opciones de Comida y Estilo de Vida

El primer paso para mejorar su memoria es hacer que su cerebro esté lo más saludable posible. Si bien puede ser poco práctico colocar un conjunto de pesas y levantarlas con su cerebro, afortunadamente su cerebro no necesita tales formas de ejercicio.

Lo que sí necesita es que lleve un estilo de vida lo más saludable posible y, en este capítulo, desglosaré algunos de los factores que constituyen un estilo de vida saludable.

## Alimentos para el Cerebro

El cerebro es el centro de comando de nuestro cuerpo, quien se asegura de que todo esté en línea y funcionando en orden. En otras palabras, es un órgano muy importante. La comida que ingiere es el combustible que impulsa a su cuerpo y su cerebro, y también es algo muy importante.

Actualmente, hay mucho alboroto sobre qué es exactamente una dieta saludable y la presencia de alimentos procesados químicamente no responde a esta pregunta.

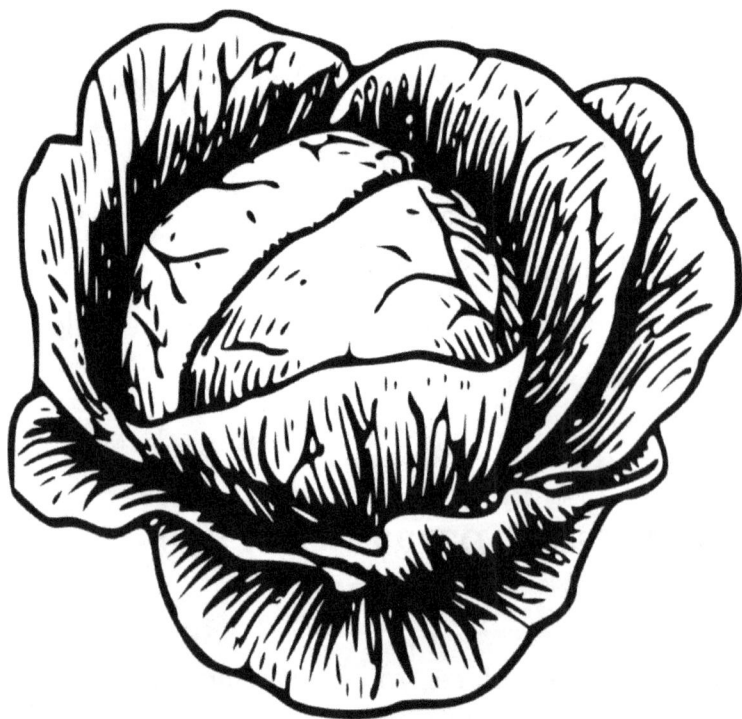

La respuesta corta es que una dieta equilibrada y orgánica es la mejor forma de alimentación. Hay algunos alimentos que varios de nosotros preferiríamos no consumir, como los veganos con respecto a los productos animales. Si bien esto no es ideal, tampoco es una gran desventaja. Siempre que obtenga las cantidades adecuadas de proteínas, grasas y carbohidratos junto con vitaminas y minerales, estará bien y su cerebro estará saludable.

La grasa tiende a ser bastante demonizada y mucha gente piensa que lo hará engordar. Bueno, la realidad es que la grasa es un macronutriente esencial. Lo que engorda es el azúcar, no la grasa (Kubala, 2019). El azúcar está presente en prácticamente todos los alimentos procesados químicamente en forma de jarabe de maíz y otros productos químicos, por lo que este es el ingrediente del que debe mantenerse alejado.

Consiéntase con algo de comida chatarra si le apetece, pero no se exceda. Yo diría que lo mismo se aplica a la alimentación saludable. Nuestra mente necesita de vez en cuando algo de comida reconfortante para mantenerse saludable, así que siéntase libre de consumir algunas cosas poco saludables de vez en cuando para calmar su cerebro. Simplemente no se exceda.

Hay algunos alimentos que ayudarán a que su cerebro funcione en su estado óptimo. Antes de pasar a esta lista, comprenda que su cerebro se deteriorará con la edad. No hay ningún alimento o medicamento que pueda tomar para revertir el proceso. Lo mejor a lo que debe aspirar es estar saludable y apuntar a la mejor versión de sí mismo.

## Pescado

El pescado graso, o específicamente los ácidos grasos omega-3, son los mejores alimentos que existen para el cerebro. Pescados como las sardinas, la trucha y el salmón son ricos en ácidos grasos omega-3. Usted está compuesto en su mayoría de agua, pero el resto es grasa. Las grasas presentes en el cerebro también son grasas omega-3 y se utilizan para construir las sinapsis y redes neuronales

(Jennings, 2017). Los estudios realizados han demostrados que las personas que consumen pescados grasos regularmente tienen menos probabilidad de contraer la enfermedad de Alzheimer, además de beneficiarse de otras cualidades de los ácidos grasos omega-3. Esto incluye piel de aspecto más joven, cabello más sedoso entre otros.

Una deficiencia de omega-3 se ha vinculado con discapacidades del aprendizaje así como con estados mentales tales como depresión y ansiedad (Jennings, 2017).

## Café

Si bien consumir cafeína en grandes cantidades puede ser perjudicial para su salud, un café espresso después del almuerzo es más que beneficioso para usted. Puede ayudarlo a reducir la absorción de azúcares. También, la cafeína aumenta su nivel de atención, como lo acreditará cualquier noctámbulo aturdido. Lo hace bloqueando la adenosina, una sustancia química inductora del sueño producida por el cerebro (Jennings, 2017).

No tome café por la mañana al despertar, es el peor momento porque es uno en los cuales nuestro cuerpo libera más cortisol. No tiene que beber cafeína en un momento en que su concentración de cortisol se encuentre en el punto máximo en su sangre. Esto se debe a que la producción de cortisol está fuertemente relacionada con su nivel de atención y, casualmente, los niveles de cortisol alcanzan su punto máximo para su ritmo de 24 de horas entre las 8 y las 9 a.m. en promedio (Debono et al., 2009). Por eso es recomendable tomar café cuando el nivel de cortisol en sangre haya bajado.

El café también contiene un número de antioxidantes que ayudan a mantener la salud celular general destruyendo cualquier radical libre dentro del cuerpo. Un estudio realizado indicó que las personas que consumen cafeína de forma regular tienen un menor riesgo de padecer la enfermedad de Alzheimer y esto podría deberse a los antioxidantes que contiene (Jennings, 2017).

Sin embargo, debería acostumbrarse a tomar café sin azúcar. Si no puede beberlo amargo, intente agregar un poco de miel de acacia. No beba más de un café al día. La cantidad que recomendaría es la de un espresso: 30 ml provenientes de 7 gramos de café molido y prensado.

## Bayas

Los arándanos, fresas y frambuesas contienen una gran cantidad de antioxidantes que eliminan las toxinas del cuerpo y reducen la inflamación y del daño oxidativo dentro de las células (Jennings, 2017). Varias enfermedades neurológicas han sido vinculadas a la presencia de radicales libres e inflamación, por lo que las bayas son un excelente alimento para el cerebro.

Algunos estudios realizados demuestran que el consumo regular de frutos rojos puede también ayudar a la memoria de corto plazo (Jennings, 2017). Esto no significa que deba empezar a consumir baldes de arándanos todos los días, sino que los incorpore como parte de su dieta.

## Cúrcuma

Esta especia ha sido utilizada desde la antigüedad para una gran variedad de cosas, desde limpiar la piel hasta como protector solar natural. Sin embargo, uno de los ingredientes de la cúrcuma, la curcumina, es una sustancia que rara vez logra ser absorbida directamente por el cerebro (Jennings, 2017).

Además de ser un excelente antioxidante y antinflamatorio, la cúrcuma ayuda a estimular la memoria y alivia los estados mentales como la depresión (Jennings, 2017).

Consuma esto como parte de su dieta añadiendo cúrcuma a su comida. Por lo general está presente en el polvo de curry, aunque puede agregar cúrcuma directamente a sus alimentos. También puede añadirla a su té, jugo de naranja o agua caliente con limón y jengibre.

No obstante, el gran limitante de la curcumina es su absorción deficiente. De hecho, una gran parte de la curcumina que consume no es asimilada y no entra en la sangre.

## Brócoli

En la antigua Roma y la antigua Grecia, el brócoli estaba muy extendido por todo el territorio. Esto fue gracias a los antiguos etruscos, una civilización dedicada al cultivo que, a raíz de su comercio en el Mediterráneo, difundieron este preciado vegetal entre las civilizaciones.

Estas civilizaciones apreciaron enormemente las propiedades beneficiosas del brócoli, un alimento valioso con extraordinarias virtudes curativas.

Son verduras ricas en vitamina C y sales minerales tales como calcio, hierro, fósforo, potasio y zinc. También contiene vitaminas B1, B2 y son una excelente fuente de vitamina K. Este micronutriente es responsable de la producción de un tipo de grasa que se encuentra en gran cantidad en nuestros cerebros (Jennings, 2017). Los estudios realizados en las personas mayores muestran que aquellos con una alta ingesta de vitamina K tienen una mejor memoria y salud mental general (Jennings, 2017). Esto es mucho más que un antiinflamatorio y un potente antioxidante.

Pero los beneficios del brócoli no terminan ahí. Tienen un alto contenido de fibra, tienen pocas calorías y una buena cantidad de proteínas. Son potentes antioxidantes, tienen un poder antianémico, emoliente, diurético y depurativo. Protegen los huesos y ojos, reduciendo el riesgo de cataratas. Ayudan a prevenir enfermedades cardiovasculares y accidentes cerebrovasculares. Es realmente un alimento extraordinario.

El brócoli contiene antioxidantes muy eficaces: sulforano e isotiocianatos. Además de prevenir el crecimiento de células cancerosas, estas sustancias también previenen el proceso de división celular con la consiguiente apoptosis (muerte celular). Por lo tanto, tienen una acción protectora contra los tumores al limitar el desarrollo de las células cancerosas. Pero el sulforano tiene otras propiedades beneficiosas: ayuda a las células a depurarse de toxinas y está indicado contra enfermedades pulmonares. Tiene la capacidad de limpiar los pulmones y mitigar la inflamación del tracto respiratorio.

Todavía tenemos mucho que aprender de las civilizaciones antiguas.

## Semillas de Calabaza

El zinc, el magnesio y el cobre son minerales que poseen excelentes beneficios para su cerebro. Estos tres minerales ayudan directamente a las señales nerviosas y la memoria (Jennings, 2017). Cabe recordar que el cerebro se comunica a través de impulsos eléctricos y estos minerales resultan ser altamente conductores.

Las semillas de calabaza contienen todos estos minerales en grandes cantidades y también contienen hierro, que es esencial para la función y la claridad del cerebro. Si bien los beneficios están relacionados con estos minerales en sí, las semillas de calabaza son una excelente fuente de todos ellos y, por lo tanto, son esenciales para un cerebro sano.

## Chocolate Negro

Como todos saben, el chocolate es un estimulante del estado de ánimo. El chocolate con leche generalmente contiene una tonelada de azúcares que no hacen ningún bien a su salud. En cambio, el chocolate negro y el cacao en polvo sin refinar contienen una serie de ácidos grasos vegetales que ayudan en gran medida al funcionamiento del cerebro (Jennings, 2017).

Gracias al cacao, el chocolate es una de las mejores fuentes alimenticias de flavonoides. Son sustancias naturales que tienen propiedades antioxidantes y reparan el daño celular. Existen varios tipos de flavonoides, como flavanoles y flavonoles, ambos contenidos en el cacao.

Consumir una dieta rica en flavonoides (en particular flavanoles y flavonoles) ayuda a prevenir la diabetes tipo 2 (Zamora-Ros et al., 2013). Además, los flavonoides del cacao pueden mejorar la salud cardiometabólica (Xiaochen et al., 2016).

Estas sustancias están densamente reunidas en las áreas del cerebro que se ocupan del aprendizaje y la memoria y los estudios han demostrado que las personas que consumen chocolate oscuro tienden a sufrir menos enfermedades degenerativas del cerebro (Jennings, 2017).

## Frutos Secos

Los frutos secos son excelentes para su salud en general, especialmente las nueces que tienen una buena dosis de ácidos omega-3. Los principales efectos en la salud de los frutos secos parecen enfocarse en un corazón sano en lugar de afectar directamente al cerebro, pero no hay nadie que se queje por ello (Jennings, 2017).

Se han realizado estudios que relacionan la salud del corazón y el cerebro, lo cual no es ninguna sorpresa dado que estos dos órganos forman los centros nerviosos de nuestro cuerpo (Jennings, 2017). Además de esto, los frutos secos también contienen dosis saludables de vitamina E, antioxidantes y previenen el daño de los radicales libres a nivel celular.

## Naranjas

Las propiedades beneficiosas y nutricionales de las naranjas son muchas. Contienen fibra, minerales, vitaminas y antioxidantes, como carotenoides, antocianinas, citroflavonoides, flavanonas, hesperidina y ácidos hidroxicinámicos. Son famosas por su contenido en vitamina C, aunque hay otros alimentos que tienen más, como las uvas, grosella, pimientos, kiwis y el brócoli.

Gracias a la presencia de estas sustancias beneficiosas, es una fruta valiosa para nuestro organismo, tiene propiedades antitumorales y consigue aumentar nuestras defensas inmunológicas. La presencia de hesperidina, que se encuentra especialmente en el albedo, la parte blanca de la naranja, ayuda a prevenir enfermedades cardiovasculares.

Pero, ¿las naranjas mejoran nuestro cerebro? ¿Ayudan a nuestra memoria? Sí. El jugo de naranja es rico en flavonoides y mejora la función cognitiva (Alharbi, Lamport et al., 2016).

Nuestras funciones cognitivas básicas son la atención, la memoria, la percepción y el razonamiento. Por tanto, mejorar nuestras funciones cognitivas significa mejorar nuestro proceso de adquisición de conocimiento y comprensión a través del pensamiento, los sentidos y la experiencia. Todo esto nos permite almacenar mejor la información.

El consumo de naranjas también tiene efectos sobre nuestro estado de ánimo. A veces, incluso el perfume puede ser suficiente para revitalizarnos y reducir la ansiedad. También son buenos para nuestro cerebro debido a la presencia de inositol, una sustancia importante para nuestros procesos cerebrales.

## Huevos

Los nutrientes que se encuentran en los huevos, específicamente las vitaminas B6, B12, la colina y el ácido fólico, son alimentos excelentes para el cerebro y mejoran la cognición y la memoria mental. El cuerpo necesita colina para sintetizar fosfatidilcolina y esfingomielina, dos principales fosfolípidos vitales para las membranas celulares.

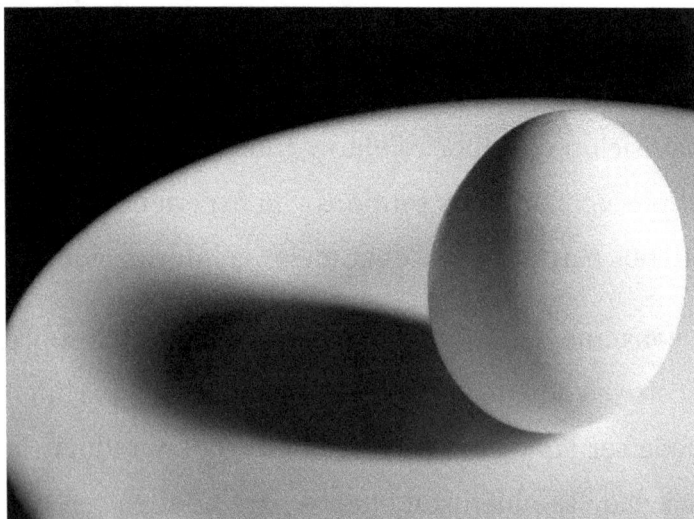

Es un nutriente esencial que debe incluirse en su dieta para mantener una salud óptima. La colina también se usa para la neurotransmisión y regula la memoria y el estado de ánimo.

La deficiencia de folato se detecta en personas con demencia y las yemas de huevo son una excelente fuente de colina y folato (Jennings, 2017). La mayoría de las personas se preocupan por el colesterol al consumir yemas de huevo, pero siempre que haga ejercicio con regularidad y las consuma con moderación, las yemas de huevo son una excelente fuente de estos micronutrientes y proteínas.

La vitamina B6 es fundamental para el funcionamiento del sistema nervioso central y periférico y es fundamental para la síntesis de serotonina, que además de regular nuestro estado de ánimo, es importante para la concentración y la memoria.

**Té Verde**

El té verde (*Camellia sinesis*) es ampliamente conocido por sus propiedades anticancerígenas y antiinflamatorias. Se ha cultivado desde la antigüedad y ha sido utilizado durante miles de años por la medicina tradicional china. Es una excelente fuente de antioxidantes y aminoácidos que estimulan la función cerebral.

En tales aminoácidos, la L-teanina, aumenta la producción de GABA (ácido γ-aminobutírico), un neurotransmisor que reduce la sensación de ansiedad e induce la calma (Jennings, 2017). Esto parece equilibrar los efectos de la cafeína en el té verde.

Entre los compuestos biológicamente activos contenidos en *Camellia sinesis*, los principales agentes antioxidantes son las catequinas. La mejor fuente de estos compuestos es el té verde sin fermentar (Musial, Kuban-Jankowska, Gorska-Ponikowska, 2020).

Por supuesto, las propiedades antioxidantes varían según el tipo y origen de las hojas de té verde. También influyen las condiciones geográficas, los métodos de recolección y procesamiento de las hojas. Básicamente, las hojas de té verde son ricas en polifenoles y bioflavonoides. Estos antioxidantes favorecen la regeneración de los tejidos de nuestro organismo y contrarrestan los radicales libres y por tanto nos ayudan a frenar nuestro envejecimiento celular. Tienen un efecto protector sobre las neuronas y reducen el riesgo de enfermedades neurodegenerativas como el Alzheimer y la enfermedad de Parkinson.

Las catequinas exhiben la fuerte propiedad de neutralizar especies reactivas de oxígeno (ROS) y nitrógeno (RNS). Son los radicales libres más extendidos.

El grupo de derivados de la catequina del té verde incluye: epicatequina, epigalocatequina, galato de epicatequina y galato de epigalocatequina. El último de ellos presenta el potencial antiinflamatorio y anticanceroso más potente. En particular, se describe ampliamente que las catequinas del té verde son eficientes en la prevención del cáncer de pulmón, cáncer de mama, cáncer de esófago, cáncer de estómago, cáncer de hígado y cáncer de próstata (Musial, Kuban-Jankowska, Gorska-Ponikowska, 2020).

# Estilo de Vida

No es necesario programar horarios separados para realizar actividades que estimulen el cerebro. La mejor manera de hacer esto es integrarlos en su vida diaria. Los siguientes consejos le asegurarán que pueda incorporar actividades que estimulen el cerebro como parte de su rutina diaria.

Lo más probable es que no empiece a seguir todos estos consejos de inmediato. No importa, esto no es motivo de preocupación. Cuando busque incorporar cambios, asegúrese siempre de hacerlo en pequeños pasos. Esto se remonta al condicionamiento neuronal de nuestro cerebro.

Las redes neuronales más antiguas son bastantes fuertes si busca implementar nuevos hábitos, lo que está intentando hacer es dominar estas redes antiguas y fuertes con redes nuevas y débiles. Es posible que pueda lograr temporalmente algo de dominio, pero eventualmente su fuerza se agotará y volverá a hacer lo mismo de siempre.

Es por esta razón que las resoluciones de año nuevo fracasan, porque las personas buscan cambiar sus vidas drásticamente tan pronto como comienza el año. En unas semanas o meses vuelven a hacer lo mismo de siempre. La forma de evitar esta situación es establecer gradualmente la fuerza de la nueva red neuronal, paso a paso.

Por lo tanto, no necesita gastar su energía tratando de forzarse a hacer algo nuevo. Los pasos pequeños son la respuesta, siempre recuerde eso.

## *Programar Actividades*

A nuestros cerebros les encantan las actividades que le impliquen un gran ejercicio. La mejor forma de ejercitarlo es incorporando los siguientes elementos:

* **Novedad:** algo nuevo que el cerebro no conozca es una excelente forma de refrescar su mente. Hacer algo antiguo en nuestra rutina, pero de una manera nueva también es

una excelente forma de incorporar la novedad en nuestra vida. Por ejemplo, conducir al trabajo por una nueva ruta.

- **Desafío:** una actividad que requiera un compromiso constante es perfecta para el cerebro. Si bien los niveles de desafío pueden variar, es importante que el cerebro no entre en piloto automático. Por ejemplo, jugar un nuevo nivel de un videojuego donde deberá pensar para completarlo, en lugar de volver a jugar un nivel desafiante que ya ha superado.

- **Aprendizaje:** escoja actividades que tengan una curva de aprendizaje. Esta es una excelente forma de garantizar que el desafío se mantenga. Además, realmente aprenderá una habilidad.

- **Recompensa:** si esta actividad le brinda un beneficio tangible en su vida, esto lo motivará a realizarla por más tiempo.

Ejemplos de actividades que incorporan todas las características mencionadas son aprender nuevos pasatiempos, aprender a tocar un instrumento, aprender un nuevo idioma, entre otros. Darle a su cerebro un entrenamiento constante lo mantendrá en forma.

## *Programar Ejercicios*

No es necesario que salga y desarrolle una montaña de músculos, solo debe moverse y sudar un poco. Eso no solo libera endorfinas en su sistema y beneficia a su corazón, también libera su cerebro de toxinas.

El ejercicio también tiene enormes beneficios al combatir la depresión y otros estados mentales que resultan de la frustración. Escoger una actividad física como la natación como un pasatiempo es una excelente forma de combinar el punto anterior sobre la novedad en este aspecto.

## *Dormir*

Nuestra cultura laboral tóxica plantea de alguna manera que trabajar con poco sueño o trasnocharse es una señal de fortaleza. Claro, hay algunos casos en los que esto es necesario, pero hacerlo repetidamente es una locura. El sueño es esencial para que su cuerpo se cure y repare, especialmente si es físicamente activo. El sueño ayuda a su cerebro a recordar todo lo que ha aprendido y a deshacerse de las toxinas. Un adulto promedio necesita aproximadamente ocho horas de sueño por cada veinticuatro horas.

He estado utilizando la "Regla de Zeloni Magelli 888" por años. Ocho horas de descanso, ocho horas de trabajo y ocho horas de placeres, pasiones y diversión. ¡Pruébela usted también!

Asegúrese de priorizar el sueño cerciorándose de que su habitación esté adecuadamente oscura y que no haya ruidos fuertes alrededor. Si es necesario, reproduzca un poco de música relajante o sonidos de la naturaleza para ayudarlo a dormir. Un consejo importante es evitar mirar una pantalla brillante una hora antes de acostarse. Esto incluye cosas como la televisión o la pantalla del celular. También le aconsejo que se proteja los ojos con gafas de sol cuando utilice su PC, tablet y smartphone. Puede parecer extraño, pero su vista se lo agradecerá.

Mantenga el teléfono apagado y en otra habitación cuando duerma. Y no lo encienda de inmediato cuando se despierte por la mañana. Primero desayune, lea, dedíquese a lo más importante. Después de haber hecho todo esto, puede encenderlo y abrirse a otros, ¡pero no antes! Tiene que proteger su mente y sus espacios.

## *Monitorear el Estrés*

Solo con seguir los pasos anteriores garantizará que sus niveles de estrés permanezcan bajos. Sin embargo, los inductores de estrés existen en todas partes y usted debe monitorearse para detectar tales síntomas. A menudo, el estrés se debe a expectativas poco realistas de nuestra parte y vetas de perfeccionismo. Asegúrese de monitorearse para detectar este tipo de comportamiento y tomar las medidas necesarias para liberar el estrés. La meditación y el yoga son métodos excelentes para manejar el estrés. Programe algunas actividades divertidas para realizar. Vaya al spa y reserve un masaje para usted. Recompénsese y deje de ser tan duro consigo mismo todo el tiempo.

## Practique Actividades para Potenciar su Memoria

Está bien, esta es un poco redundante. Sin embargo, las actividades potenciadoras de la memoria incorporan novedad y le brindan un nuevo desafío.

Además trabajan directamente en su cerebro. Dominar otras técnicas de aprendizaje, estudiar mnemotécnicas y realizar juegos para potenciar su cerebro son excelentes formas para mantenerlo entretenido y estimular su salud mental.

## *Monitoree sus Relaciones*

Nuestras relaciones son las mayores fuentes de estrés y placer, a menudo al mismo tiempo. Asegúrese de que sus relaciones sean saludables y siempre sea proactivo cuando se trata de manejarlas. Con demasiada frecuencia damos las relaciones y a las personas involucradas por sentado y dejamos que las cosas se nos escapen.

Desafortunadamente, existe mucho estigma asociado con la búsqueda de ayuda cuando se trata de reparar una relación. No tenga miedo de buscar y abordar los problemas y asegúrese siempre de que sus relaciones sean una fuente de fortaleza y no algo que lo debilite.

Esto pone fin a nuestra mirada a un estilo de vida que apoya y estimula la salud del cerebro, siendo la memoria uno de ellos. Hasta ahora, ha aprendido sobre la biología subyacente al cerebro, así como también sobre cómo su estilo de vida afecta su salud.

Ahora es el momento de sumergirse y mirar

ejercicios específicos y situaciones específicas en las que una excelente memoria lo beneficiará.

# 3. Interés y Memoria

En este capítulo, mi objetivo es demostrarle que no existe la malos recuerdos. No, no me estoy refiriendo a una pesadilla que haya tenido recientemente, me refiero a su creencia de que olvida las cosas fácilmente o le cuesta recordar cosas y debe que escribir todo.

Como ya hemos visto, su cerebro no olvida cosas (excepto la memoria a corto plazo). Las cosas se superponen, pero ¿se olvidan? No, esto no sucede porque las conexiones neuronales no se rompen, excepto en condiciones muy remotas. El punto de partida de toda memoria es el interés y la observación, como veremos más adelante.

## Observación

Está caminando por una calle y, al pasar frente a la vitrina de una tienda, ve una enorme publicidad que anuncia un producto, por ejemplo, una afeitadora de barba, que llama su atención. No tiene tiempo ahorita para comprarla, pero lo archiva para más adelante. A medida que avanza en su día de trabajo, recuerda la publicidad y puede recordar toda la información que contenía sobre el producto.

Si es un entusiasta del corte de barba o está buscando comprar algo como regalo para un hombre, incluso podría hablar sobre este producto con algunas personas que lo rodean. Es posible que no tenga el tiempo para ir físicamente a la tienda y comprarlo, pero puede ordenarlo online y recibirlo en su hogar poco tiempo después.

Entonces, ¿qué magia ocurrió que lo hizo recordar este objeto? ¿Por qué notó el producto mientras caminaba? Hoy en día somos bombardeados con muchas imágenes publicitarias y estamos acostumbrados a la mayor parte de ello, hasta el punto que nuestros cerebros han comenzado a borrar la mayoría de estos anuncios a medida que nos desplazamos por una página web. Me refiero, ¿cuándo fue la última vez que no omitió un anuncio en una red social que le dio la opción de hacerlo?

Aquí hay otro ejercicio para usted. No escriba nada a medida que lee esto y trabaja en todo mentalmente.

Supongamos que está conduciendo un autobús público. En la primera parada, cuatro personas suben y dos se bajan. En la siguiente parada ninguna sube, pero dos bajan del autobús. En cada una de las siguientes tres paradas, tres personas suben al autobús y dos bajan, excepto en la última parada donde solo una baja. Posteriormente, en cada una de las siguientes cuatro paradas sube una persona, excepto en la última donde suben tres. En cada una de estas cuatro paradas, una persona baja.

¿Comprendió todo esto? Bien. Ahora, mi pregunta para usted es: ¿cómo se llama el conductor del autobús?

## *Punto de Enfoque*

Lo anterior es un juego que algunos niños de la escuela juegan entre ellos e incluso si nunca lo ha jugado antes, puede apreciar mi punto de vista aquí. Verá, probablemente su atención se enfocó en los números y, mientras seguía leyendo, probablemente trató de calcular las sumas y mantener un seguimiento del número de personas en el autobús.

Si le hubiera preguntado al final, cuantas personas quedaban en el autobús, habría tenido una respuesta para mí. Esto se debe a que una vez que comencé a recitar los números, esto despertó su interés. Por interés no quiero decir que desperté una profunda pasión por los números dentro de usted, solo que conseguí que se centrara en ellos.

Sin embargo, al final le pregunté el nombre del conductor del autobús, lo cual no es algo en lo que estuviera interesado o enfocado. Aquellos quienes ya se han enfrentado a este ejercicio anteriormente, pueden tener la respuesta preparada. Bueno, para esas personas, aquí les va esta pregunta de seguimiento: ¿Cuántas paradas hizo el autobús? No hizo un registro de eso, ¿verdad?

Este ejercicio trata más con la observación que con la memoria, pero el punto de partida de toda memoria es la observación y el interés. Solo observa las cosas que le interesan. Por lo tanto, para trabajar en el entrenamiento de su memoria, primero debe tener un interés en hacerlo. Debe inyectarle una emoción positiva, tal como lo vimos en los capítulos anteriores.

Si hace esto, su cerebro tendrá un gran incentivo para trabajar a su favor en lugar de en su contra. Ahora, si se ha convencido que tiene una mala memoria, su red neuronal predominante con respecto a esta creencia lo obliga a escribir todo. Si repentinamente deja de escribir las cosas, sin generar un interés en entrenar sus capacidades de memoria, no irá a ningún lado y pronto retrocederá.

El interés va más allá de querer desarrollar sus habilidades de la memoria. También necesita estar interesado en lo que desea recordar. Ahora, estoy usando la palabra interés aquí por falta de una mejor expresión, en el último caso. Quizás memorable sea una palabra más adecuada. Su interés se despierta por cosas que tienen un significado emocional para usted. Cuanto más profunda sea la emoción, más posibilidades tendrá de recordarla y reaccionar ante ella.

Supongamos que se enfrenta a la elección de decidir qué anuncio funcionaría mejor para un limpiador de pisos y superficies. Un anuncio muestra un video de una rata escabulléndose y en general creando caos, arruinando todo lo que toca. El segundo anuncio muestra un tierno cachorro corriendo, haciendo travesuras de cachorro y termina con él mirando el desastre que ha creado diciendo "lo siento" con una linda voz de doblaje. Quiero decir, la elección es obvia, ¿no es así? A menos de que usted sea de esas personas excepcionales que le encantan las ratas, lo común es que las personas elijan el cachorro. ¿Por qué sucede esto? De nuevo, probablemente entienda esto instintivamente y no necesito explicarlo. El resultado neto es que usted va a recordar, en otras palabras memorizar, mejor el producto cuando ve un cachorro en lugar de una rata.

En resumen, el cachorro creó una experiencia más memorable e interesante para que la recuerde. Pero, a decir verdad, también recordaría la publicidad con la rata porque es inusual. Y por lo tanto, llamaría igualmente su atención. Pero sería una mala elección para el producto. No solo recordamos las emociones positivas, sino también las negativas.

## *Imaginación*

Tenemos una imaginación vívida, sin duda alguna. Solo tiene que pensar en los escenarios de desastre que algunas personas visualizan regularmente en sus cabezas para comprender que nuestros cerebros son capaces de crear algunas hazañas realmente sobresalientes de la realización cinematográfica una vez que se aflojan las cadenas de la realidad.

Probablemente recuerde algunos de sus sueños memorables y quizás también algunas pesadillas.

Esto muestra que cuando se trata de memoria, su cerebro no distingue entre lo real y lo imaginario. Cada experiencia se trata por igual y se almacena en su interior. Por eso la visualización como técnica para mejorar es tan poderosa.

Si visualiza escenarios en los que tiene éxito en una tarea o incluso en la vida en general, su cerebro evocará y recordará estos momentos y le inyectará confianza. La clave es fusionar la emoción positiva en estas experiencias y hacerlas lo más reales posible. Cuanto más profundo, mejor.

La imaginación y la memoria están conectadas. A medida que traemos recuerdos a la mente, se produce un proceso que reforma nuestros recuerdos y percepciones en un nivel inconsciente.

Nuestra imaginación se superpone y se entrelaza con nuestra memoria. No podemos imaginar algo sin la base de un recuerdo de nuestras experiencias pasadas. Y no podemos recordar sin usar nuestra imaginación.

El punto es que la imaginación es una herramienta

poderosa cuando se usa conscientemente. La imaginación puede hacer que las cosas sean memorables y hacer que nos concentremos en las cosas que deseamos recordar.

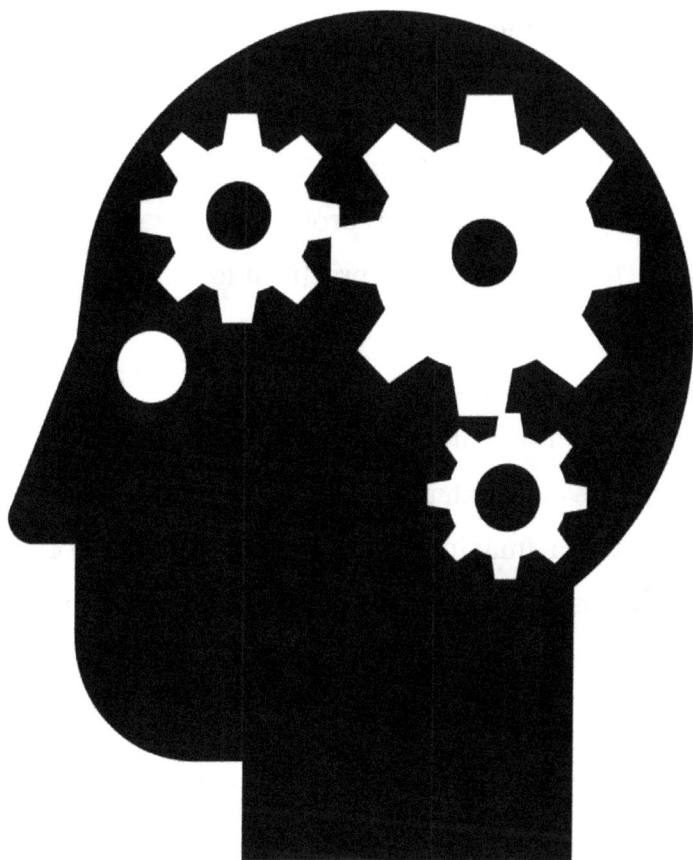

Incluso su imaginación puede considerarse como un músculo que necesita ejercicio para ser entrenado.

Los ejercicios regulares de visualización lo ayudarán a entrenarse y aumentarán indirectamente su capacidad para recordar cosas.

Un buen ejercicio de visualización es soñar escenarios como un día perfecto o una semana perfecta. Extiéndalo a una vida perfecta si lo desea.

Cuando haga esto por primera vez, sus imágenes serán borrosas y tendrá problemas para hacerlas reales. No obstante, siga practicando y muy pronto descubrirá que será capaz de visualizar cosas fácilmente durante una hora. Si bien toda visualización es algo bueno, ¿cómo ayuda a su memoria? ¿Hay algún ejercicio que pueda hacer para usar la imaginación y ayudar a su memoria? Por supuesto, y es un método que puede reemplazar al proceso de memorización por fuerza bruta.

## *Proceso de Memorización por Fuerza Bruta*

Aunque el nombre pueda sonar nuevo para usted, es el método que utilizó con más frecuencia en la escuela para almacenar la información. Por ejemplo, repetir infinitamente un poema hasta que lo haya memorizado. Pero este método no es muy seguro y efectivo. Piense en todos los poemas que ha memorizado en el pasado. ¿Cuántos de ellos recuerda hoy?

¿Cómo puede mejorar esta técnica? Yo utilizo mi método al que llamé *"Fuerza Bruta Aumentada"*

Imagine tener que memorizar un poema. Consiga una pluma y papel. Lea la primera línea del poema que desea aprender y escríbala 3 veces en una hoja de papel. Lea la segunda línea y escríbala 3 veces. Siga así hasta llegar a la última línea del poema. ¿Ya terminó? Ahora tendrá todo el poema escrito donde cada línea se ha repetido 3 veces. Quiero darle un ejemplo visual, en su hoja de papel leerás:

Línea 1,

Línea 1,

Línea 1,

Línea 2,

Línea 2,

Línea 2,

Y así sucesivamente...

Una vez terminado, tendrá que repetir todo 2 veces más. Terminará con 3 poemas donde cada línea se ha repetido 3 veces. Estos 3 poemas "aumentados" deberán ahora leerse en voz alta. Y tendrá que grabar un audio. Luego tendrá que acostarse en la cama con los ojos cerrados y escuchará el audio 3 veces. Cuando se levante, habrá aprendido el poema de memoria.

¿Por qué este método es tan poderoso? Porque es una concentración de técnicas que trabajan en conjunto y amplifican su capacidad para recordar.

Utilizará la repetición, la escritura, la lectura en voz alta, la escucha y las ondas alfa de su cerebro. Cuando se acueste y cierre los ojos, entrará en un estado de calma y sus ondas cerebrales serán del tipo alfa. Como hemos visto anteriormente, estas ondas favorecen el aprendizaje y la memorización.

Además, en este proceso estimulará 3 de los 5 sentidos. Vista, Oído y Tacto. Esta es una técnica con un alto poder de memorización. ¡Fuerza Bruta Aumentada! ¡Inténtela!

Ahora de vuelta a la imaginación. ¿Cómo podemos memorizar algo sin utilizar la fuerza bruta tradicional? ¿Cómo podemos utilizar la imaginación para ayudar a nuestra memoria? Aquí está un método.

## El Método Ridículo para Recordar Listas

Leche, pollo, agua, cereales, pasta integral, arroz integral, zanahorias, apio, pan de avena, queso majorero, huevos y jabón de Marsella. Trate de memorizar esa lista y vea cómo le va. Probablemente tedioso, ¿verdad? Requiere un poco de esfuerzo mental y memorización por fuerza bruta. Quiero decir, como vimos antes, repítala hasta memorizarla. Probablemente esta era la forma cómo solía recordar las cosas en la escuela y, desafortunadamente, la mayoría de las personas no han aprendido una mejor forma. Bueno, estoy a punto de presentarle el método perfectamente ridículo para recordar listas. Entenderá por qué se llama así en breve. Es un conjunto de algunas técnicas que ya hemos comentado en libros anteriores de esta serie.

Considerando lo que ha aprendido hasta ahora en este capítulo, debería ser obvio que el primer paso para recordar esta lista es hacerla lo más interesante y memorable posible. No hay nada intrínsecamente interesante en una lista de compras, que es lo que es. Entonces, ¿qué podemos hacer? Bueno, ¡aquí es donde utilizamos nuestra imaginación!

¿Cuáles son algunas de las experiencias más memorables de nuestras vidas? Probablemente los viajes. Los amamos de niños y de adultos, invertimos dinero y reservamos semanas especiales para realizarlos. Muchas ocasiones memorables son seguidas o precedidas por viajes. Entonces, ¿por qué no hacer un viaje?

La clave de este ejercicio es hacer un viaje a través de un lugar que conoce como la palma de su mano, ya que desea concentrarse en recordar la lista y no el lugar por el que está viajando. Su hogar es el lugar perfecto para esto. Como es su casa, no se emocionará mucho, pero aquí es donde entra la parte ridícula.

A medida que recorre su hogar, desde la sala de estar al comedor, etc., debe colocar los objetos de esa lista a lo largo del camino y exagerar sus cualidades hasta tal punto que no pueda olvidarlos. Por ejemplo, abre la puerta de su casa y lo primero que nota es un mar de leche corriendo sobre usted o una jarra de un galón de leche de tamaño de una persona preguntándole si recordó comprar la leche.

Luego, cuando se da la vuelta para ir a su habitación a cambiarse, ve a un pollo que escupe fuego exigiendo un vaso de agua, ¡ahora, demonios! Cuando abre la puerta de su dormitorio, hay una caja de cereal en su cama que ronca ruidosamente y se ríe histéricamente porque sueña con algo gracioso.

Entiende la idea. Tómese su tiempo y haga que estas

imágenes sean lo más ridículas y divertidas posible. No permita que las limitaciones de la realidad obstaculicen su visión y camine por su hogar, colocando estas rarezas donde quiera. Al principio, tendrá problemas para concentrarse en las áreas particulares de su casa y colocar objetos.

Empiece despacio. En lugar de colocar la lista completa, coloque algunos objetos y escriba el resto. Luego, aumente lentamente la cantidad de objetos que coloca. Recuerde hacer el recorrido por su hogar lo más sensato posible. Así que no salte del patio delantero al dormitorio de arriba. La idea es hacer que los objetos sean memorables, no el viaje en sí. El viaje debe ser una respuesta automática y sensata.

Al colocar los objetos, no los nombre pero recuerde sus cualidades. Por lo tanto, no llame "leche" a la botella de leche, simplemente observe lo que es y siga adelante. Cuando desee recordar el primer elemento de su lista, solo haga el viaje nuevamente y lo encontrará. Por lo tanto, recordará la leche, luego el pollo y así sucesivamente.

Una buena idea es hacer que estas imágenes sean divertidas. El humor es una emoción extremadamente positiva y es algo que nos atrae naturalmente. Quiero decir, también podría convertir estas imágenes en cosas horripilantes, ya que también pueden ser memorables, pero, ¿de verdad le gustaría? Además, si asocia emociones negativas como el miedo y la conmoción con los ejercicios de memoria, es probable que no realice un seguimiento de ellos con regularidad.

A medida que se vuelva más competente con esto, podrá recorrer su hogar y recordar todo lo que está en su lista. Es en este punto que debe llevar las cosas a un nivel superior y desafiarse a sí mismo. Recuerde, a su cerebro le encantan los desafíos, no importa cuánto se queje. Es crucial seguir realizando nuevos desafíos y ejercitarlo.

# Dejando el Hogar

Si descubre que después de un tiempo puede correr

o volar a gran velocidad dentro de su hogar en su cabeza y puede colocar fácilmente y recordar listas de diez elementos, dificulte las cosas practicando el método de vinculación y dejando los confines de tu hogar.

Vincular se refiere a asociar un objeto con otro. Los estudios han demostrado que tendemos a recordar cosas que nos recuerdan otra cosa. Así, recordamos y asociamos el agua con una piscina o la arena con una playa o una emoción con un momento particular de nuestra vida.

Puede utilizar esta táctica psicológica para recordar listas más largas y recuperar elementos de esta lista con mayor rapidez que el método ridículo que requiere que viaje por su casa o un lugar familiar. La vinculación es algo que debe practicar al principio con cosas pequeñas, ya que le supondrá una mayor carga cognitiva.

Sin embargo, recuerde que cualquier ejercicio nuevo será difícil al principio y debe seguir practicando para mejorar.

## Construyendo Vínculos

Utilizando el ejemplo anterior de la lista de las compras, su objetivo será construir vínculos entre cada artículo sucesivo en la lista. Por ejemplo, el primer artículo es la leche, y debe vincularse con el segundo artículo, el pollo. De nuevo, es importante que el vínculo sea lo más ridículo posible por las razones que ya explicamos.

Un pollo nadando en leche, me temo no es lo suficientemente ridículo. ¿Qué tal un pollo que se atraganta una botella de leche y eructa fuertemente, lanzándola al piso exigiendo "más" como si fuera un vaquero en una película del oeste? Después de esto, este pollo se masajea la barriga y comienza a vomitar cereal en un plato grande.

Soy consciente de que lo que he escrito en estas líneas no es muy elegante. Pero también estoy seguro que esta imagen lo ha impresionado más que un pollo nadando en leche. Fue capaz de visualizarlo mejor y lo sorprendió. Por ello, usted será capaz de recordarlo mejor. Estoy seguro de que ahora comprende cual es el significado de la palabra "ridículo".

El método de vinculación es en realidad solo una forma más avanzada del método ridículo en el que aún realiza un viaje a lo largo de la lista en lugar de colocar los artículos en un lugar familiar. Al cortar la dependencia de la familiaridad de su entorno, está depositando una mayor confianza en la capacidad de su cerebro para depender solo de las imágenes de la lista y asociar los artículos el uno con el otro, el lugar de asociar el artículo con un lugar familiar.

La clave para construir vínculos fuertes es lograr que la imagen sea lo más ridícula posible, pero no invierta mucho tiempo en hacerla ridícula. La primera imagen que le viene a la cabeza generalmente es la más poderosa y no se preocupe si piensa que no es lo suficientemente ridícula. Cambie la imagen solo si descubre que no puede recordarla al revisarla.

## *Consejos y Trucos*

Hay algunas técnicas que pueden utilizarse para construir mejores vínculos. La primera de ellas es el tamaño. En pocas palabras, esto significa hacer que los artículos sean muy pequeños o muy grandes. El gigantismo tiene un efecto más profundo en nosotros y tendemos a calificar las cosas más grandes que nosotros como más memorables que las pequeñas.

Hacer algo desgarradoramente tierno también es una buena táctica. Existen muy pocas personas en el mundo que no le sonreirían a un cachorro o a un bebé y esto es simplemente nuestro deseo natural para expresar el amor que nos genera. La emoción positiva que esto genera ocasiona que la imagen sea lo suficientemente memorable como para quedarse con nosotros por mucho tiempo. Si piensa que los cachorros gigantes son adorables, entonces hágalo.

Darle dinamismo y acción a sus artículos es otra buena idea. Imagine que hacen cosas ridículas mientras se mueve y no los deje estáticos. La idea del movimiento es nuevamente algo que genera asociaciones positivas en nuestra mente. Es por ello que viajamos a través de nuestro hogar y nuestra lista, ya que el movimiento implícito refresca nuestro cerebro y le aporta novedad.

Cuando el dinamismo y el movimiento se asocian con un objeto externo, aún sentimos la misma emoción gracias a la fuerza de las asociaciones mentales con el movimiento. Aí que utilícela con sus imágenes. Otra buena técnica que ya he mencionado es el humor y la exageración. Nos encanta reírnos y nuestro sentido del humor es algo que muchos de nosotros identificamos como piedra angular de nuestra identidad.

Una táctica que funciona para algunos es la sustitución. Esto involucra realizar una actividad con un artículo de la lista que sería ridículo hacer en la vida real. Por ejemplo, intentar batear una pelota de béisbol con un compás. El principio que sustenta la eficacia de este método aún sigue siendo su característica absurda.

Intente incorporar más de una técnica en sus visiones y siga practicando y construyendo sus habilidades. Recuerde que una habilidad es algo que se desarrolla a través de la repetición, enfoque, intencionalidad y emoción. Utilice estos principios para construir su memoria, que no es más que una habilidad. Esto concluye nuestro vistazo sobre el papel de la observación y el interés con respecto a la memoria. Recuerde la clave es generar interés, preferiblemente positivo, en sus listas u objetos a memorizar y su cerebro hará el resto.

Por cierto, el conductor del autobús es usted ¿Olvidó la pregunta? ¿De verdad pensó que me olvidaría darle la respuesta?

# 4. Números y Mnemotécnicas

Si bien es fácil memorizar y viajar a través de listas de palabras, los números plantean un problema particular. Los números son simplemente formas que hemos memorizados y, al menos que estén conectados a un recuerdo especial, no tienen demasiado significado para nosotros.

Para complicar el problema está el hecho de que hay tantas combinaciones posibles. Hay diez números base, pero esos diez se combinan para formar un número infinito de combinaciones, lo que hace que parezca imposible recordar cosas.

En este capítulo, le enseñaré un método infalible para recordar cualquier número, sin importar el tamaño, utilizando un método que se basará en los anteriores que hemos visto hasta ahora.

# El Código Mnemotécnico

La idea es utilizar mnemotécnicas para memorizar algo que difícilmente es innovador. También se conocía en la antigua Grecia. De hecho "mnēmonikós" se deriva de Mnemosyne, la diosa Griega de la memoria. Las mnemotécnicas fueron muy importantes en la antigüedad, incluso antes de la alfabetización, debido a que el conocimiento y las tradiciones culturales se transmitían de forma oral.

Algunas mnemotécnicas, como vimos en el primer libro *Memoria Fotográfica,* se basan en el uso de sonidos para correlacionarlas con palabras o para acortar frases complejas en un sonido que tenga sentido.

Un buen método para recordar números es asignar una letra o sonido a cada número base, desde el cero al nueve, y así crear sonidos para un número o conjunto de números. Sin embargo, este método se rompe cuando tratamos con números grandes ya que habría muchos sonidos para memorizar.

Para complicar aún más el problema está el hecho de que ninguno de estos sonidos significa mucho para usted y le será más difícil memorizarlos. Por lo tanto, en lugar de memorizar números, ahora está memorizando sonidos y el enlace al número, que es una forma bastante retorcida de hacer las cosas.

Bueno, le voy a mostrar un método que lo ayudará a utilizar las mnemotécnicas de la forma correcta y le permitirá memorizar listas largas de ocho o nueve números fácilmente. La clave es utilizar nuestros viejos amigos, imaginación y vinculación, una vez que dejemos atrás las mnemotécnicas.

## El Alfabeto Numérico

El primer paso es crear su propio alfabeto para los números del cero al nueve. La mente procesa imágenes. Por lo tanto un número complejo debe presentarse como un conjunto de imágenes. Para transformar los números en imágenes necesitamos un código. Todos tienen sus propios métodos para hacer esto y yo voy a explicar el mío a continuación.

**0** - O. El cero se parece a una O y esto tiene sentido.

**1** - A. A es la primera letra del alfabeto.

**2** - B. Es la segunda letra.

**3** - C. La tercera.

**4** - D. La cuarta.

**5** - E. La quinta.

**6** - S. Pienso que el seis comienza con una S y esto tiene sentido.

**7** - L. El símbolo 7 puede parecer una L invertida.

**8** - H. El número 8 en un reloj digital puede recordar a una H.

**9** - N. Nueve comienza con la N.


Necesita encontrar un alfabeto que tenga más sentido para usted en lugar de intentar memorizar el anterior. La clave es utilizar asociaciones y enlaces que tengan más sentido y sean casi intuitivos para usted. Por ejemplo, me parece natural asociar la letra E con el número cinco. Algunos de ustedes pueden no parecerle esto.

La clave es suspender la lógica y utilizar la emoción en su lugar. Recuerde, la emoción es una de los principales impulsores de la memoria y usted necesita utilizar esto a su favor. Cuando piensa en un número, ¿qué es lo primero que se le viene a la mente? Bueno, use la letra asociada con ese número. Puede pensar en la palabra "reunión" con "uno", por ejemplo. Así que use la letra "R" o alguna asociación similar para denotar esa letra.

Necesita memorizar este nuevo alfabeto antes de continuar. El siguiente paso es asignar algún carácter a números de dos dígitos. Al asignarles personalidades y acciones, puede darles vida y le resultará bastante fácil establecer vínculos. Una advertencia, este método es brutalmente efectivo, pero al principio parecerá tedioso.

Lo que quiero decir con asignar una personalidad a números de dos dígitos se ilustra mejor con un ejemplo. Tomemos el número 67. Las letras correspondientes a esto son S y L. Entonces 67 es SL. El siguiente paso es asignar una personalidad y una acción a SL. Por personalidad, me refiero a una persona famosa o alguna pieza de la cultura pop que inmediatamente hará que lo asocie con eso.

Personalmente, SL me evoca las imágenes de SNL, así que lo considero Saturday Night Live (un programa de comedia que se lleva a cabo desde 1975) y la acción que más asocio con él es la risa. Como la exageración es algo bueno, voy a exagerar esta acción convirtiendo la risa en carcajadas, mientras sostengo mis costados, o una imagen de una persona sosteniendo sus costados riendo incontrolablemente lo que me hace reír también, gracias a la naturaleza contagiosa de la risa.

Entonces ahora tenemos lo siguiente:

67 = SL = SNL y reírse incontrolablemente

Como ejemplos adicionales, tomemos el número 99. Este corresponde a NN que, a mi criterio, evoca las imágenes de una "noche profunda", luego pienso en un superhéroe que golpea a un villano en la cara. Para aclarar aún más, visualizo las tiras cómicas de Batman donde golpea a los villanos con las palabras "bam" y "biff" en pequeñas nubes explosivas, de color rojo y amarillo.

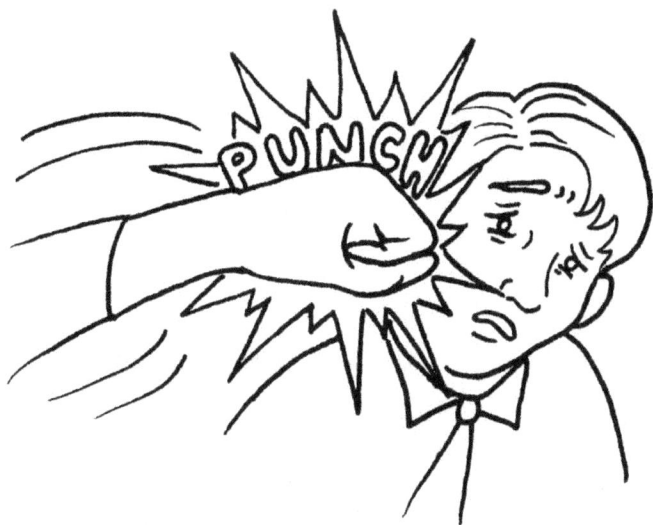

Puede usar lo que quiera para indicar las letras y acciones. La clave es que estas deberían tener un impacto en usted y debería poder reconocerlas instantáneamente y denotar la acción y la personalidad de la cultura pop. Como dije, manténgalo breve y simple y se dará cuenta que la primera cosa que le viene a la cabeza será la más memorable. A estas alturas debería haberse dado cuenta de que está utilizando eficazmente su memoria existente para crear otras nuevas.

Si bien sus memorias existentes han sido implantadas gracias a las emociones, tiene sentido utilizar estas ya existentes en lugar de tratar de evocar nuevas conexiones emocionales extendiendo las asociaciones.

Estas asociaciones que hace con los número no necesitan tener sentido. Si elige asociaciones pensando que sonarán bien para otra persona, lo está haciendo todo mal. Es algo personal, así que guárdelas para usted.

Algunas veces, sus asociaciones no serán políticamente correctas. Esto no se trata de juzgarse o censurarse de ninguna forma. Si le preocupan algunas de sus asociaciones, trabaje en desactivar las creencias que propagan la conexión, en lugar de intentar elegir algo que tiene un impacto secundario en usted.

Un buen ejercicio para liberar su mente y realmente abrir su imaginación es escribir una lista de números del 00 al 99 y asignarles referencias junto con una acción. Por ejemplo:

**00** → OO → Dos grandes ojos que expresan asombro.

**01** → OA → Suena como Aloha. Así que Hawái. Collar de flores hawaiano.

**02** → OB → Me recuerda a OBI, el comercio con todas las herramientas para "hacerlo usted mismo". Pienso en el gazebo de madera que construyó mi padre.

**03** → OC → Orange County, California y surfear, atardecer en la playa, fogata en la playa (en este caso mi acción es colectiva, lo que significa cierto estado de ánimo. Siempre que tenga sentido para usted hágalo)

**08** → OH → Emoji sorprendido y una persona que dice "ooooh"

**45** → DE → Alemania y manejar y conduciendo rápido por la autobahn.

**38** → CH → Suiza, cabañas en las montañas y escaladas.

**58** → EH → Ed Helms y un dentista extrayendo un diente.

**46** → DS → MS-DOS y escribiendo en una computadora

Escriba una lista entera, tantos números como pueda, desde el 00 hasta el 99 y deje que si mente le muestre imágenes y acciones. Recuerde simplemente elegir la primera cosa que se le viene a la mente. Algunas veces, esto no tendrá sentido, especialmente cuando lo haga por primera vez. Sin embargo, continúe y libere su mente, se divertirá mucho con ella.

## *Memorización*

Ahora que es capaz de asociar automáticamente

referencias y acciones con números, es momento de comentar a utilizar esto para ayudarlo a recordar números largos. Utilizaremos a nuestro viejo amigo chunking para que nos ayude a asimilar la información que necesitamos memorizar.

Si tenemos una cadena larga de números, como un teléfono, digamos 6142099456, lo primero que tenemos que hacer es dividir este número en fragmentos de dos. Entonces 6142099456, se transforma en 61, 42, 09,94 y 56.

61 → SA → Sudáfrica y jugando cricket.

42 → DB → Deutsche bank y robar dinero

09 → ON → Robin Hood y Arquería.

94 → ND → Notre Dame y el jorobado de Notre Dame bailando un jig.

56 → ES → España y corridas de toros

Ahora que tiene su lista de referencias y acciones, es

momento de tejer una historia ridícula alternando entre la referencia y la acción. Así, 6142099456 se convierte en Sudáfrica robándole una tonelada de dinero a Robin Hood porque el jorobado de Notre Dame quiere festejar en España y necesita la pasta.

Entiendo que esto parece un ejercicio extremadamente tedioso y probablemente esté pensando que no hay forma de que pueda recordar los pasos o las asociaciones. Bueno, créame, después de algunos intentos, podrá volar con este ejercicio. Esto me lleva al paso final del proceso. Si bien es genial crear una historia y asociarla con un número, no lo ayudará en los casos en los que necesites asociar el número con un nombre. Por ejemplo, sabes que el número es 6142099456, pero ¿de quién es?

## *Asociación*

La etapa final es crear un vínculo entre su historia y el sujeto. Entonces, si está intentando memorizar el número telefónico de un amigo, realice la historia en su hogar o en un lugar asociado con él. La ubicación es un método de asociación. También podría tener un elemento en la historia que permanezca constante y que asocie con la persona que conoce. Por ejemplo, podría hacer que los sujetos de su historia usaran una prenda particular de ropa que asocie con su amigo. O quizás estos sujetos sostienen algo que le pertenece a su amigo. Así sucesivamente, las opciones son infinitas.

Al formar una asociación con una historia tan extraña y sin sentido, está prácticamente garantizando que su cerebro recordará el número. Como siempre, cuanto más ridícula sea tu historia, mejor. Ahora bien, esto será un trabajo pesado al principio. Necesitará algo de tiempo para crear una historia y también formar asociaciones y acciones para los números involucrados.

Sin embargo, una vez que siga practicando, se dará cuenta de que está mejorando y, finalmente, podrá inventar historias y acciones al instante y memorizar largas listas de números. No necesitará seguir guardando números de teléfono o escribirlos en cualquier lugar, podrá recitarlos de memoria.

## Consejos

El uso de un código mnemotécnico se trata de crear historias memorables. Desde el comienzo, cuando elige su propio alfabeto para los dígitos de base diez, debe encontrar algo que lo impacte de inmediato y con emoción. Nuevamente, como se mencionó en el capítulo anterior, lo primero que le llame la atención suele ser la mejor opción.

Lo mismo aplica para la segunda etapa donde necesita asociar números de dos dígitos con referencias que usted entiende junto con acciones que parezcan convincentes para esos sujetos. No escoja acciones aleatorias que no tienen mucho sentido, pero tampoco se estanque intentando que las cosas tengan completo sentido.

Por último, practique. Practique mucho. Esta técnica será mucho más fácil una vez que domine el material de los capítulos anteriores ya que su cerebro estará entrenado hasta cierto punto para ese momento. No se frustre o rinda fácilmente. Recuerde que a medida que pase el tiempo, será capaz de aplicar esta técnica sin esfuerzo.

Esto pone fin a nuestro análisis de la memorización de listas de números y su asociación con las personas con las que están conectados. A continuación, veremos algo que hace sudar frío a la mayoría de las personas: los discursos públicos.

# 5. Desbloqueando las Palabras Clave

Hablar en público es una de esas cosas que está en la cima de los temores de la mayoría de las personas. Hablar en público provoca tal miedo que memorizar un discurso o utilizar la memoria de cualquier manera parece imposible gracias al nerviosismo que ocasiona.

Bueno, en este capítulo le daré un atajo para dominar la oratoria en público. Esto se logrará utilizando el tipo de hiperactividad que experimenta su cerebro durante los momentos de tensión.

## La Esencia del Discurso

Hablar en público es solo una de muchas ocasiones

donde la técnica de palabras clave es útil. Otros lugares donde puede usar esto es cuando memoriza muchos sucesos, como por ejemplo durante una lección de historia que involucra numerosas fechas. Puede utilizar el método del capítulo anterior para recordarlas y vincular la fecha a las palabras clave que elegirá del bloque de sucesos.

Las palabras clave también lo ayudarán a aprender el significado de las frases en otros idiomas mucho más rápido. Sin embargo, a decir verdad, su uso para aprender la totalidad de un idioma extranjero es algo limitada y la mayoría de las veces la mejor forma de aprender un idioma es sumergirse en él y comunicarse usándolo tanto como sea posible. Escuchar y usar la repetición por fuerza bruta.

La técnica de palabras clave tampoco es útil para la memorización a largo plazo, a menos que establezca explícitamente esto como su meta. La técnica en sí ayuda a la memoria a corto plazo y estoy utilizando este término aquí diferenciándolo de la memoria de trabajo, que en promedio solo puede mantener siete hechos al mismo tiempo. Por corto plazo me refiero a algo que recordará por una o dos semanas y luego olvidará al menos que siga repitiéndose la información.

Recuerde que solo estoy utilizando el hablar en público como un ejemplo para ilustrar cómo funciona esto, ya que esta es una de esas situaciones extremas que funcionan bien para mostrarle los beneficios y dificultades de esta técnica. Este método no se limita solo para memorizar discursos.

## *Memorizar Discursos*

Cuando se enfrenta con una gran audiencia lo primero que desaparece es nuestro enfoque. Para combatir esto, muchas de las personas intentan memorizar todo su discurso, pero esta es en realidad la peor forma posible de lidiar con el miedo de hablar en público. Este método no es muy efectivo, ya que causa que su cerebro se concentre en lo que viene después y, en efecto, lo que hace el orador es crear un vínculo entre cada palabra de su discurso.

Por lo tanto, cuando sale una palabra, todo el tsunami de palabras sale a tropezones. Todo esto funciona hasta que un enlace se rompe y la persona olvida una palabra. Ese es el momento cuando el orador balbucea y tartamudea y la multitud también comienza a inquietarse. Sin mencionar el hecho de que una persona que memoriza todo un discurso difícilmente puede esperar una conexión con la audiencia. En estos casos, la mente del orador está tan centrada en las nimiedades que olvida el objetivo principal del discurso, que es entretener a la multitud y lograr que se interesen en el tema.

Los mejores oradores no se preocupan en memorizar sus discursos y tampoco los escriben palabra por palabra. En lugar de eso, se dejan llevar por el momento y se inspiran en él. Por ejemplo, ¿sabía usted que las palabras "yo tengo un sueño" no aparecían en ninguna parte de las notas del Dr. Martin Luther King antes de pronunciar ese discurso crucial? ¡Él lo inventó en el momento (Grant, 2016)!

La parte que pasó a la historia fue improvisada. Un discurso espontáneo es más fuerte que uno preparado. El método que utilizó el Dr. King y muchos otros oradores públicos exitosos son las palabras clave. Básicamente, esto implica dividir en fragmentos de información en resúmenes y luego elegir una palabra o frase que represente la idea de la que desean hablar.

Luego, al vincular las diferentes palabras clave, el discurso recibe su marco o esquema y el orador es libre de colorear lo que falta. Esta es una técnica particularmente efectiva porque utiliza completamente la capacidad interna de nuestro cerebro para recordar y ser creativo.

## *Inspiración Creativa*

La creatividad se refiere a algo que surge de la existencia y que no estaba antes. Crear es producir de la nada, incluso si en la realidad ocurre una transformación de algo.

¿Por qué el pintor decidió pintar esta mancha de negro y aquel punto amarillo? Nadie sabe, quizás ni si quiera él lo sepa. Lo único que sabe es que lo "siente" correcto. Al escuchar a los músicos hablar, todo lo que uno escucha es cómo el momento los mueve a producir música.

Yo toqué muchos años con mi banda, mis solos de guitarra siempre fueron improvisados, siempre cambiaban, me inspiraba el momento. Era como si estuviera conectado con algo por encima de mí, y mis dedos se movían solos.

La creatividad no es algo que surja de la memoria, y como tal, la memoria no tiene que ver mucho con ella, por lo menos en la superficie. Sin embargo, analizar las condiciones que inspiraron la creatividad es instructivo ya que parece que una buena memorización puede crear esas condiciones.

Piense en la última vez que hizo algo creativo. Su cerebro probablemente estaba descansado y relajado. No estaba preocupado con las tensiones del día a día y probablemente no había pensado mucho en el asunto. La resolución de problemas ocurre cuando nuestros cerebros están descansados y, por extraño que parezca, no cuando es hiperactivo.

Volviendo al ejemplo de hablar en público, si sabe el curso o ruta que posiblemente tomará su discurso, probablemente estará mucho más relajado.

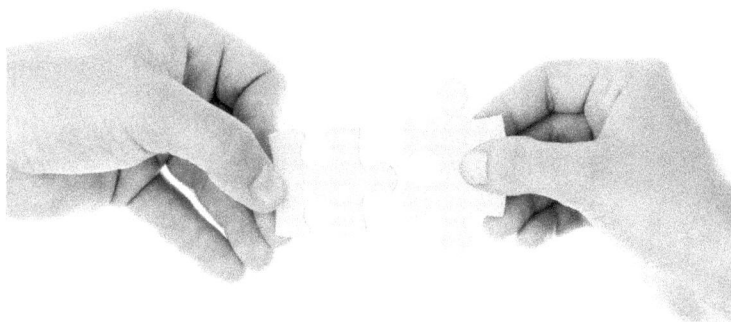

En primer lugar, no es necesario que recuerde cada palabra de su discurso, ya que solo necesita recordar sus palabras clave o sus puntos principales.

Al vincular estas palabras, lo que ha hecho es que ha establecido una historia que puede ser recordada y contada fácilmente sin mucho esfuerzo. Esto deja a su cerebro libre de preocupaciones para enfocarse en mejorar las cosas. De esta manera, se establece un flujo y su cerebro puede ejercitar sus músculos creativos, ya que puede encontrar inspiración en el momento y transmitir la información con el impacto emocional y la profundidad adecuados.

El mayor miedo que tiene las personas con respecto a hablar en público es hacer el ridículo al olvidar qué decir o decir algo estúpido. Esto se puede abordar preparando a fondo el tema del que hablar con anticipación.

## Aplicación del Método

Implementar el método es bastante sencillo. Si es la primera vez que lo hace, es una buena idea escribir su discurso con anticipación, palabra por palabra, y luego revisarlo. Recuerde, no necesita memorizar todo, simplemente revíselo para ver si tiene sentido para usted o no.

A continuación, identifique los puntos de transición dentro de su discurso. Los puntos de transición se refieren a áreas en las que se cambia de un tema a otro. Marque el final de un tema y el comienzo de otro. Ahora, habrá dividido su discurso en trozos temáticos.

Una vez hecho esto, lea los fragmentos individuales y escriba una frase o una idea que encapsule mejor lo que está tratando de comunicar dentro de ese fragmento. Podría usar una palabra, pero para los principiantes recomiendo una frase, ya que será más fácil de recordar y construir una historia. A medida que se vuelva más hábil, podrá utilizar una sola palabra.

El paso final es algo que le resultará familiar. Vincule todas las frases formando una historia, lo más ridícula posible, para tejer un hilo común entre todas y memorizarla. Repita la historia varias veces para hacer esto y cuando llegue el momento de hablar, comience con el primer enlace y se dará cuenta que su cerebro le proporcionará las palabras correctas.

La clave de todo esto es confiar en su cerebro.

Recuerde que su cerebro es más que capaz de memorizar y recordar cosas por sí mismo. Es solo que hay mucha basura que se superpone y dificulta su comportamiento natural. Así que tenga confianza en su cerebro y haga esto. Se convertirá en un orador público maravilloso.

Si bien hablar en público es genial, nuestra vida laboral es una parte extremadamente importante de nuestras actividades diarias. Dada la cantidad de tiempo que pasamos en el trabajo, es una buena idea repasar y observar cómo la memoria juega un papel importante y cómo se puede mejorar el rendimiento laboral mediante unos simples ajustes.

# 6. Programación de Tareas

Como hemos visto antes, la primera clave de la memoria es la atención. Si su atención tiene demandas externas que se le imponen, hay muy pocas posibilidades de que pueda terminar su tarea actual correctamente. Piénselo de esta manera: puede pensar que envió ese correo electrónico importante a su cliente, pero la realidad es que todavía está en su carpeta de borradores esperando a ser enviado.

¿Por qué se ha vuelto más difícil concentrarse en el trabajo y hacer las cosas? En este capítulo, desglosaré este tema y le daré la clave para hacer las cosas en la mitad del tiempo utilizando su habilidad de memoria inherente.

# El Problema con la Productividad

El internet es algo maravilloso y ha acercado más al mundo. Pero también dio lugar a algunos malos hábitos. Por alguna razón, para muchos empleados, la mejor forma de garantizar ese dulce bono al final del año es enviar correos electrónicos a las tres de la mañana.

Esto ha ocasionado a una extraña creencia de que mientras más cosas pueda hacer a la vez, o balancear, mejor será como trabajador. Lo que antes era el dominio de los artistas circenses, ahora se ha convertido en la estrategia de referencia para todos los trabajadores de cuello blanco y se desprecia a cualquiera que no obedezca o no cumpla con este estándar.

El problema de permanecer conectado al trabajo todo el tiempo es que en realidad disminuye la productividad. Claro, es útil permanecer conectado en caso de una emergencia, pero no es una coincidencia que la cantidad de emergencias en el trabajo parezca haber aumentado desde que surgió toda esta conectividad. Entonces, ¿qué está sucediendo realmente aquí?

## *Multitasking*

El malabarismo ha recibido un cambio de imagen más empresarial y gerencial al llamarlo multitasking desde el cambio de milenio. Esto es cuando responde correos electrónicos mientras está en una llamada importante y también envía comandos a quienes trabajan para usted para hacer las cosas rápidamente. Algunas personas son lo suficientemente tontas como para pensar que esto es algo bueno.

El hecho es que nuestros cerebros no están diseñados para funcionar de esta manera. Una investigación realizada en la Universidad de Stanford muestra que las personas que realizan múltiples tareas son en realidad menos productivas que las que no lo hacen y son significativamente peores para desconectarse de una determinada tarea y cambiar a otra (TalentSmart, 2019). Su calidad de trabajo es, como resultado, mucho menor que la de aquellos que se niegan a realizar múltiples tareas.

Lo que es peor es que el multitasking en realidad reduce su productividad a lo largo del tiempo. Biológicamente, eso tiene sentido ya que está debilitando su cerebro constantemente a lo largo del tiempo y difícilmente puede esperar que pueda mantener el ritmo. Al estar constantemente conectado al trabajo o tener pensamientos relacionados al trabajo todo el tiempo, nunca se desconecta ni le brinda a su cerebro un momento para relajarse y absorber lo que está sucediendo.

El resultado neto es un trabajo de baja calidad que no solo incrementa el número de cosas que necesita hacer, exactamente lo contrario del objetivo principal. Sin embargo, las personas continúan haciendo multitasking. ¿Por qué sucede esto? Parte de la razón es inercia. Simplemente no cambiamos a menos que se nos dé un incentivo poderoso. Piense en la primera lay de Newton.

Un movimiento rectilíneo uniforme continuará indefinidamente en ausencia de fricción o cualquier otra fuerza externa. Un objeto en movimiento seguirá moviéndose hasta que se le aplique una fuerza externa. Así es como nosotros también funcionamos. Una razón más importante es biológica y tiene que ver con la forma en que trabaja nuestro cerebro.

## Descarga de Dopamina

Entonces, ¿cómo programa sus tareas? Si usted es como la mayoría de las personas, probablemente haga una lista de tareas pendientes, la cual ya sabe cómo memorizar, y luego trabaja en ella hasta completarla. La lista de tareas pendientes es una excelente herramienta de productividad y lo condensa todo en un solo lugar. Aún mejor es que su sistema de recompensas está integrado. Existe algo muy satisfactorio al tachar algo de su lista.

Sin embargo, aquí es donde comienza el problema. Una vez que tacha las cosas, se siente bien porque recibe una ráfaga de dopamina, que se puede considerar como la hormona de "sentirse bien" (Newsonen, 2014). Es una hormona responsable de la sensación de gratificación, es una catecolamina, como la adrenalina y la norepinefrina, por lo que también hay una carga y energía adecuadas para seguir y terminar la lista.

Dado que la dopamina participa en la promoción del comportamiento y la estabilización de hábitos, esta hormona nos motiva a actuar. Cuanta más dopamina se libera de una actividad en particular, más fuerte se vuelve esa vía neural en particular. Después de todo, esto es solo una emoción que incrusta un hábito o un recuerdo profundamente en su cerebro.

Por lo tanto, comenzamos a perseguir ese buen sentimiento y buscamos tachar cosas de nuestras listas cada vez más rápido. Esto nos lleva a hacer tantas cosas como podamos a la vez, razonando que cuantas más cosas podamos hacer, más rápido podremos tacharlas. El resultado de todo este pensamiento distorsionado es hacer tres cosas a la vez y presumir de sus habilidades para realizar múltiples tareas en su currículum.

La descarga de dopamina distorsiona nuestro juicio en muchas formas. No solo producimos un trabajo de menor calidad, sino que también perdemos nuestra capacidad de priorizar las cosas. Lo que sucede con el tiempo es que empezamos a llenar listas con cosas sin sentido y nos convertimos en barajadores de papel. Estas tareas son mundanas y ridículamente pequeñas y equivalen a barajar algunos papeles en su escritorio.

Olvida el objetivo real de su tarea y, como resultado, termina convirtiéndose en un barajador de papeles en el trabajo. Peor aún, hay otras cosas sucediendo en segundo plano de las que no se percata.

Incluso si tachar algunas cosas de su lista lo hace sentir bien, ¡esas cosas no tenían por qué haber estado en su lista!

Permítame contarle sobre el Principio de Pareto. El Principio establece que aproximadamente el 20% de las causas crean el 80% de los efectos. Entonces, el

80% de lo que obtenemos es causado solo por el 20% que hacemos. En todos los campos o sectores, la mayoría de los efectos están causados por un número limitado de causas. Entonces, si la mayoría de los resultados provienen de una pequeña parte de nuestras acciones, significa que gran parte de las cosas que hacemos tiene poco valor y es bastante inútil.

De ahora en adelante, ¡céntrese en el 20% que genera el 80% de sus resultados! Renuncie al resto y delegue a otras personas. Además de mejorar su productividad, mejorará su vida.

## Su Cerebro y el Multitasking

En la Universidad de Londres se ha realizado el estudio más asombroso, que demuestra cuán inútil es el multitasking (TalentSmart, 2019). En este estudio, se le indicó a los sujetos que realizaran tareas múltiples en una variedad de objetivos complicados. Estos objetivos eran cosas que ocurren regularmente en el lugar de trabajo, como enviar un correo electrónico mientras está en una llamada y así sucesivamente. Los hallazgos demostraron que el coeficiente intelectual promedio cuando los sujetos hacían multitasking, disminuía dramáticamente, casi tanto como si hubieran consumido drogas o alcohol. No solo una pequeña cantidad, sino como si hubieran estado bebiendo toda la noche.

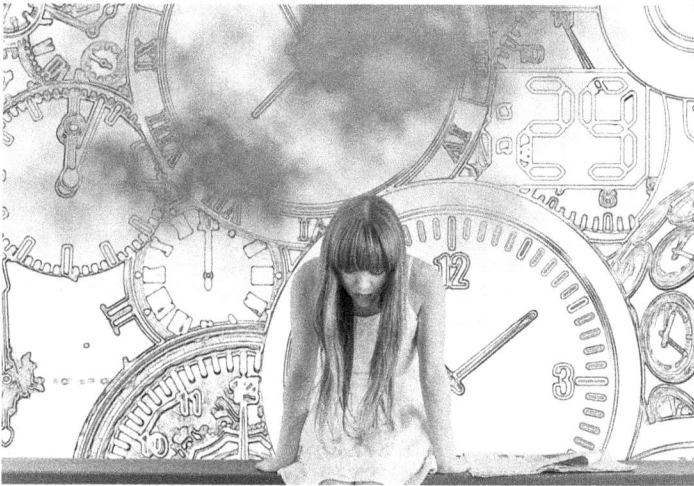

Incluso más abrumante fue el hallazgo de que su coeficiente intelectual promedio descendió al nivel de un niño de ocho años. De hecho, cuando intenta enviar un correo electrónico importante mientras hace otra cosa o está comprometido en otro lugar, es lo mismo que dejar que un niño de ocho años lo escriba.

El cociente intelectual (IQ o CI) es un parámetro incomprendido y no significa la inteligencia general de una persona. De hecho, la persona que originalmente propuso el puntaje pretendía que se utilizara como un parámetro para evaluar el potencial de un niño que obtenía un puntaje por debajo de la escala, lo que indica una brecha en el proceso de educación (TalentSmart, 2019). Con el tiempo, esto se ha malinterpretado como un indicador de inteligencia general.

El cociente intelectual aumenta y disminuye según el entorno en el que nos encontremos. Si está en un lugar desconocido donde nadie habla un idioma que entienda, su coeficiente intelectual efectivo será aproximadamente el mismo que un montón de ladrillos, a pesar de que tenga un título de doctorado de la universidad más prestigiosa en su bolsillo trasero. El cociente intelectual puede considerarse como la medida del estrés cognitivo en que su cerebro se encuentra actualmente. Cuanto más relajada esté su mente, mejor trabajará y más inteligente será.

Además de reducir drásticamente su cociente intelectual en el momento, aún más preocupante es que hacer multitasking constantemente en realidad daña su cerebro. Anteriormente, la investigación había postulado que el daño que se produce al realizar múltiples tareas podría ser temporal, pero nuevos estudios realizados en la Universidad de Sussex indican que el daño podría ser permanente (TalentSmart, 2019).

Los investigadores encontraron que aquellos que realizaban múltiples tareas regularmente tenían menos densidad cerebral en la corteza cingulada anterior. Esta porción del cerebro es responsable de otro factor sumamente importante a la hora de evaluar nuestra inteligencia, nuestro cociente emocional o CE.

El CE tiende a ser a quedar un poco en segundo

plano respecto al CI ya que no puede ser medido mediante un número, sino que se observa. En pocas palabras, el CE es una medida de cuan "con eso" está en una situación. Reírse a carcajadas en un funeral o llorar lágrimas de tristeza en el baby shower de su mejor amigo son ejemplos extremos de un CE casi inexistente.

Aun cuando no puede ser medido, el CE determina la calidad de nuestras vidas de varias formas. Además de ayudar u obstaculizar nuestras relaciones, también determina que tan bien nos desempeñamos en el trabajo. Estudios han demostrados que los ejecutivos de alto rango poseen niveles de CE altos (TalentSmart, 2019). Por lo tanto, la implicación es clara y, a decir verdad, es algo que todos conocemos de forma innata. Para tener éxito en nuestra vida, es necesario llevarse bien con quienes nos rodean.

¿Será que esto se ha convertido de repente en un libro sobre productividad? No, en realidad no. El punto que estoy tratando de transmitir aquí es que su memoria es una cualidad profundamente innata y es algo que debe cuidar. Todo comienza con que tan bien cuida su cerebro. Es por eso que dediqué una buena cantidad de tiempo a brindarle una lista de alimentos para el cerebro y abordar los factores del estilo de vida.

La verdad es que nuestros cerebros tienen la habilidad de recordar cosas extremadamente bien. Recuerde que el cerebro no puede olvidar las cosas, biológicamente hablando. Las cosas se sobrescriben, pero la información original está adentro. Es solo una cuestión de revelarlos y traerlos de vuelta a la superficie.

Cuide su cerebro. El daño a largo plazo causado por el multitasking constante solamente lo debilitará y es mucho más dañino que la ganancia a corto plazo que recibe de la descarga de dopamina al tachar cosas de su lista.

Entonces, ¿cómo se supone que deba trabajar? ¿Existe un marco útil que pueda seguir para hacer las cosas mejor y cuidar su cerebro al mismo tiempo? ¡Por supuesto! Descubrámoslo juntos.

# Cómo Trabajar

Existen varias estrategias de trabajo, pero elegir la que sea mejor para la salud de su cerebro es una tarea abrumadora. La forma más sencilla de reducir el ruido es simplemente volver a lo que hemos aprendido hasta ahora. Nuestro cerebro solo puede manejar una tarea a la vez y, por lo tanto, su estrategia de trabajo es simple: ¡haga una cosa a la vez!

Esta estrategia tiene muchos nombres: trabajo profundo (deep work), monotarea (monotasking), tarea única, y muchos más. Analicemos un poco más los elementos de esto.

## *Partición del Trabajo*

Es bastante fácil decir que solo debe hacer una cosa a la vez, pero en la práctica esto es una tarea abrumadora. Así entra la solución de la partición. Apartar tiempo específicamente para completar tareas individuales importantes en comparación con el tiempo dedicado a realizar varias tareas. Todo comienza con sus prioridades, por supuesto.

Necesita clasificar sus listas de tareas en función de la más importante a la menos importante. Un buen marco a seguir es el famoso método Eisenhower el cual clasifica las tareas en función de una matriz. Los factores involucrados son urgente y no urgente en el eje horizontal e importante y no importante en el eje vertical.

Lo que es importante tiene un alto impacto en lo que hacemos, y lo que no es importante tiene un bajo impacto.

|  | URGENTE | NO URGENTE |
|---|---|---|
| IMPORTANTE | ¡Ahora! <br> ¡Hágalo ahora! | Cronograma <br> Programe tiempo para hacerlo |
| NO IMPORTANTE | Delegar <br> ¿Quién puede hacerlo por usted? | Borrar |

*Figura 1: La Matriz de Eisenhower*

Por lo tanto, las tareas en las que hay que centrarse profundamente son las que son urgentes e importantes en lugar de las que no son urgentes ni importantes.

Una vez que haga su lista de esta forma, será bastante obvio cuáles son las que necesita priorizar. Al principio, esto será algo difícil de hacer. Es posible que esté acostumbrado a simplemente anotar cosas en un papel, enumerarlas sin un orden en particular y tacharlas a medida que baja en la lista. Este método requiere que haga una pausa y realmente piense en las cosas que necesita hacer. Así que tome su tiempo y haga un esfuerzo consciente al principio. Esta actividad tiene el beneficio agregado de darle una idea del marco dentro del cual la tarea debe ser completada

Una vez que su lista esté lista, debe elegir un marco de partición. En su libro, *Deep Work*, Cal Newport menciona cuatro marcos que puede usar para dividir sus tareas (Newport, 2016):

- **Filosofía Monástica:** trabajo profundo y concentración máxima en sus tareas todo el tiempo.

- **Filosofía Bimodal:** dividir el tiempo en tramos de meses, semanas o años para centrarse en las tareas más importantes e invertir el resto del tiempo haciendo las cosas con menor importancia.

- **Filosofía rítmica:** dividir su día entre trabajo enfocado y concentrado, y tareas múltiples

- **Filosofía periodística:** hacer un trabajo enfocado siempre que su horario se lo permita.

Como puede ver, cada enfoque tiene sus ventajas y sus desventajas. La filosofía monástica tiene un nombre adecuado porque terminará en reclusión la mayor parte del tiempo y su respuesta predeterminada a cualquier otra cosa que no sea su trabajo será un "no". Es más fácil trabajar con la filosofía bimodal, si se lo puede permitir.

Realmente me gusta tomarme meses y semanas para concentrarme en una sola tarea. Regularmente programo tiempo para aislarme en la naturaleza y para trabajar y meditar en una tarea particular que es importante para mí.

La filosofía rítmica es en lo que la mayoría de las personas implementarán. Por ejemplo, utilizar las primeras horas del día para abordar la tarea más importante, restringiendo las reuniones y el correo electrónico a unas pocas horas por la tarde. Pasar el tiempo en un estado de trabajo concentrado sin interrupciones es la mejor manera de hacer las cosas con un alto nivel de calidad.

No subestime las primeras horas del día, pueden determinar cómo será su vida.

La última filosofía es oportunista y puede que no funcione para algunos. Por ejemplo, si se cancela una reunión, puede usar ese tiempo para concentrarse profundamente en una tarea. Pero parece que la mayoría de la gente usaría este tiempo para realizar múltiples tareas en lugar de extender sus períodos ya programados de monotarea enfocada.

## Construir una Rutina

Cuando comienza en modo de una sola tarea, es importante tomarse su tiempo, como todo lo demás. Programe pequeñas ventanas de trabajo enfocado y construya su capacidad. Una de las cosas más hermosas del trabajo enfocado es que descubrirá que quince minutos de resultados altamente enfocados equivalen a una hora de trabajo habitual, si es ávido en el multitasking.

Por lo tanto, comience con pequeñas ventanas de veinticinco minutos y tome un descanso refrescante del tiempo que necesite. Menciono el tiempo que sea necesario porque al principio es posible que necesite media hora o más para recuperarse. No quiero decir que se recupere de un daño o algo por el estilo, sino del hecho de que su cerebro necesitará ajustarse a la nueva rutina. Una vez se acostumbre a ella, será capaz de recuperarse con descansos de cinco a diez minutos después de media hora o una hora de trabajo enfocado.

Su ubicación para hacer la monotarea es extremadamente importante. El consejo que da Newport en su libro es cambiar de lugar cada cierto tiempo, ya que le da a su cerebro una dosis de novedad (Adegbuyi, 2019). Como hemos visto, la novedad mantiene al cerebro fresco y cambiar su entorno es una de las mejores formas para hacer esto. ¿Quizás encuentra la oficina muy sombría? Busque convencer a su jefe para trabajar en la sala de conferencias en su lugar, o en un café si realmente se siente aventurero.

Establezca una rutina fija durante este tiempo. Por ejemplo, beberá solo agua y no cafeína y no responderá ni mirará su teléfono para revisar los mensajes. Naturalmente, todas las formas de internet y redes sociales deben evitarse religiosamente. También programe meticulosamente sus descansos. No revise nada respecto al trabajo y no se enfoque en el problema que tiene. El período de descanso es realmente donde ocurre la magia y el mecanismo subconsciente de su cerebro trabaja. El impulso creativo funciona en segundo plano y, a menudo, encontrará que cuando regrese conscientemente al trabajo, tendrá ideas sobre cómo resolver el problema en cuestión.

Una de las cosas que debe hacer es eliminar las tareas que no aportan suficientes beneficios a su vida. Desafortunadamente, hay personas que tienden a realizar tareas desde la perspectiva de desaprovecharlas. Por ejemplo, revisan las redes sociales con frecuencia porque les preocupa perderse alguna actualización importante de un ser querido. Revisan las noticias con cierta frecuencia porque temen perderse algunas noticias importantes que afectan sus vidas.

Aquí está la cuestión: si ocurre algo lo suficientemente importante como para afectar nuestras vidas, lo sabremos. Su familiar no lo mantendrá al margen en caso de que suceda algo y pronto sentirá los efectos de las noticias mundiales. Trabaje para eliminar por completo estas cosas tóxicas de su vida en lugar de restringirlas a sus períodos de descanso.

Los estudios han demostrado que las noticias y las redes sociales populares funcionan para ampliar nuestro sesgo hacia la negatividad (Adegbuyi, 2019). Esta es otra forma de decir que lo hace más propenso a mirar el lado miserable de las cosas que el positivo y, para ser sinceros, no necesita ninguna ayuda en ese sentido.

Debe saber que permanecer expuesto a las malas noticias no ayudará a su salud mental. Podría reaccionar de dos formas. La primera es activar un mecanismo de defensa para mantener el equilibrio, comenzando a sentir indiferencia, desapego y pérdida de empatía. El segundo es absorber la negatividad, desarrollando ansiedad, depresión, inseguridad, incertidumbre sobre el futuro, ataques de pánico y miedo.

A menudo, quienes escuchan malas noticias comienzan a quejarse. Sin duda, quejarse nunca es la solución. Las quejas son perjudiciales, tanto las que creamos como las que sufrimos. Tienen un efecto negativo sobre nuestras neuronas y el funcionamiento de nuestro cerebro. Sirven para hacer que descargue sus estados de ánimo emocionales negativos y ocultos que van en perjuicio de quienes sufren el efecto pasivo.

Las quejas activan el cortisol, la hormona del estrés, que tiene efectos negativos sobre el hipocampo, que es la región del cerebro que participa en el proceso de la memoria, aprendizaje e imaginación. Esto apaga su capacidad para resolver problemas y también afecta sus decisiones futuras.

Manténgase alejado de las quejas y no reclame. Va a crear una realidad en su subconsciente que es exactamente igual que las quejas que escucha o crea. Así que aléjese de todo eso.

Intente crear una rutina sin la exposición a la negatividad y sin las quejas. Quejarse es una pérdida de tiempo y energía, previene que su cerebro desarrolle nuevas ideas y soluciones. Lo último que me gustaría mencionar es programar tiempo para leer y pensar. ¿Quién es su cliente más valioso? Usted. Véndase al menos una hora al día. Debe tomarse el tiempo para mejorar.

Es importante pensar sobre el costo de oportunidad de esta hora. Por una parte, puede verificar las redes sociales, leer algunas noticias en línea, responder algunos correos mientras finge terminar el memorando que se supone es el centro de su atención. Por otro lado, puede dedicar el tiempo en mejorarse a sí mismo. A corto plazo, estará mejor sin las descargas de dopamina producto de responder correos electrónicos y ver redes sociales mientras realiza multitasking. A largo plazo, la inversión en aprender algo nuevo y mejorarse va más allá (Fernán Street, 2019).

Benjamín Franklin dijo una vez, "Una inversión en conocimiento paga el mejor interés". Él sabía el valor de adquirir conocimientos constantemente. De hecho, casi todas las personas exitosas tienen algo en común: están leyendo y educándose constantemente a diario (Bryant, 2016).

*"Edúcate a ti mismo durante toda la vida mediante la lectura voraz; cultiva la curiosidad y esfuérzate por ser un poco más sabio cada día."*

Charlie Munger

Lea para aprender nueva información y luego piense en ella. Siéntese tranquilamente en una habitación y piense sobre las cosas en su vida. Enfóquese en las cosas importantes para usted y qué le gustaría lograr.

Pensar profundamente y de manera enfocada es simplemente una forma de meditación y le proporciona a su cerebro un buen ejercicio. No necesita pasar horas y horas haciendo esto, incluso quince minutos son suficientes.

Se sentirá renovado mentalmente y con ganas de

volver a la tarea en cuestión. Sin embargo, no cometa el error de programar esta actividad durante su descanso.

El pensamiento concentrado exige trabajo y esfuerzo por lo cual es mejor dedicarle tiempo, que bien puede ser temprano por la mañana, justo al despertarse, o antes de dormir. Nuestros cerebros son extremadamente propicios para hacer nuevas ideas en estos momentos, así que aprovéchelos al máximo.

*"Vete a la cama más inteligente que cuando te despertaste."*

Charlie Munger

Practicar el trabajo enfocado, a través de la monotarea mantendrá su cerebro sano y preparado para absorber más información. En otras palabras, lo ayudará a funcionar mejor y la memoria es una de las cosas que mejorará gracias a esto.

# 7. Mapeo Mental

Los mapas mentales, que a menudo se utilizan como
una herramienta de productividad, son una forma
fantástica de recordar ideas y tareas complejas. La
simplicidad de la técnica es lo que la hace poderosa.
Además de mostrarle cómo crear mapas mentales y
cómo aumentan su productividad, también le
mostraré cómo crear mapas que permanezcan en la
memoria, para que ni siquiera necesite consultar el
papel en el que fueron creados.

## Imágenes Visuales

Si bien cada persona aprende de una manera
diferente, todos y cada uno de nosotros
respondemos bien a las imágenes visuales. Ya sea

como video o imagen, estas pueden transformar el proceso de aprendizaje y memorización. Si piensa en sus recuerdos más preciados, la forma en que los recuerda es a través de imágenes impactantes que se quedaron con usted y las emociones que engendraron.

Si bien generar emociones para mapas mentales es un desafío, puedes aprovechar su elemento visual y usarlo para mejorar su capacidad para recordar cosas. Los mapas mentales se utilizan a menudo como una herramienta de organización y para desglosar ideas y tareas complejas. Por ejemplo, al comienzo de un nuevo proyecto en el trabajo, el gerente del proyecto a menudo creará un mapa mental para ayudar a visualizar los diversos problemas que deben abordarse y los problemas que surgirán.

Los mapas mentales también desglosan ideas y pensamientos abstractos y los hacen más concretos simplemente al forzarlos a estar escritos en papel. Escribir es una herramienta de aprendizaje extremadamente poderosa y nuestro cerebro lo recuerda mucho más rápido que teclear cualquier otra forma de registro de información (Wax, 2019). La mejor forma de aprender algo lo más rápido posible es infundir emoción en la información y luego escribirla.

Aunque ya me he ocupado de los mapas mentales en el primer libro de esta serie, creo que sería apropiado entrar en más detalles. Por lo tanto, tomemos un tiempo para comprender mejor qué son y cómo se pueden usar.

## *Qué son*

Los mapas mentales son herramientas visuales creadas por una persona en lugar de una lista lineal de ideas. La idea de un mapa mental, se propuso por primera vez por el psicólogo británico Tony Buzan en su libro *How to Mind Map* (Buzan y Buzan, 1996). Buzan propuso en su libro que crear imágenes relacionadas con la tarea en cuestión tenía más sentido que crear una lista lineal dado ya que la mayoría de los problemas son complejos e iterativos por naturaleza. Esto quiere decir que muchos problemas no siguen una ruta de solución paso a paso y, en su lugar, deberá volver a revisar los pasos anteriores y rehacerlos incluso si no se ha equivocado. Este escenario siempre se encuentra al comienzo de una nueva tarea donde no hay un camino claro hacia adelante y en su lugar debe crearse.

Pensar de forma iterativa, que es crear un proceso que tiene en cuenta la revisión de los pasos anteriores, es difícil cuando se hace una lista. Una lista obliga a nuestra mente a seguir un patrón de pensamiento lineal y, por lo tanto, reduce la visión general. Además, Buzan propuso que nos aleja de nuestras mentes creativas (1996).

Se ha demostrado que esta información es incorrecta desde entonces. Pero la teoría de Buzan era que el pensamiento lineal nos obligaba a usar nuestras habilidades analíticas y, por lo tanto, involucraba solo la mitad izquierda de la corteza prefrontal, que se pensaba que era el lado del cerebro responsable de organizar las cosas y la capacidad analítica. El lado derecho, en comparación, era el que creativo y probablemente hippie dada la forma en que los estudios proponían sus cualidades (Buzan y Buzan, 1996).

Buzan propuso que crear imágenes visuales puede involucrar tanto el hemisferio derecho creativo del cerebro como el lado izquierdo analítico con respecto a su problema y, por lo tanto, atacarlo de formas novedosas. Si bien se ha comprobado que su teoría de los hemisferios derecho e izquierdo es incorrecta, las ideas de buzan se mantienen bastante bien (Buzan and Buzan, 1996).

Estudios recientes demuestran que la distinción dicotómica entre el "hemisferio derecho" y el "hemisferio izquierdo", a pesar de su validez, parece ser demasiado simplista, incompleta e imprecisa (Lucarelli, 2015).

No es fácil describir qué sucede en nuestros cerebros cuando pensamos, cuando procesamos estímulos sensoriales, cuando planeamos o realizamos actividades motoras; sin embargo, sabemos que muchas áreas de los diferentes lóbulos (frontal, parietal, temporal y occipital) están involucradas en ambos hemisferios (Lucarelli, 2015).

El cerebro no funciona en aislamiento hemisférico, sino en equipo. No obstante, no hay duda que si aplica un proceso analítico a una tarea, va a involucrar patrones de pensamiento analíticos, y por lo tanto, el lado creativo quedará un poco suprimido.

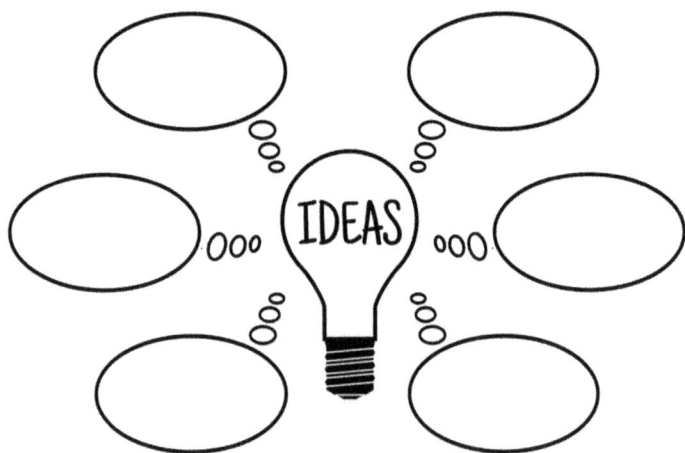

*Figura 2: Un Ejemplo de un Mapa Mental*

El mapeo mental elimina este obstáculo entre los procesos.

En la Figura 2, el bombillo en el centro contiene la palabra "ideas", pero puede sustituirla por su problema en cuestión. Tampoco es necesario dibujar un bombillo, en caso de que se lo esté preguntando. Simplemente dibuje un círculo y escriba la esencia de su problema, o una palabra clave en el centro y luego haga conexiones con otras nubes de pensamientos. Puede tener tantas nubes de pensamientos como desee. Puede tener conexiones desde la idea central a las nubes y también entre nubes. La idea es ser tan expansivo como sea posible. Las soluciones a los problemas no se nos ocurren de forma lineal y el mapa mental elimina este problema de cómo ordenarlas. Una vez creado el mapa mental, se vuelve más fácil reducirlo a una lista ordenada.

Dada su naturaleza visual, también es muy fácil designar algo como más importante que cualquier otra cosa o fijar un orden relativo de prioridad.

La fuerza de las conexiones entre la idea central y las nubes significa la importancia. En otras palabras, simplemente dibuje una línea más gruesa mientras más importante sea la idea y más delgada a medida que disminuye el orden de prioridad. Utilice diferentes bolígrafos de colores si es necesario, la elección depende enteramente de usted. Después de todo, ¡es su mapa mental!

## Por qué Funcionan los Mapas Mentales

Para entender por qué funcionan tan bien los mapas mentales, necesitamos visitar nuevamente a nuestros viejos amigos chunking y asociación. Recuerde que a su cerebro le gusta tomar información un pedazo a la vez en lugar que de un solo golpe y recuerda mejor cuando la información que entra es asociada con algo que ya conocemos.

No solo recuerda mejor, sino que comprende mejor el nuevo concepto. La comprensión juega un papel muy importante en la memorización de un recuerdo porque el aprendizaje de memoria, o la memorización por fuerza bruta, solo lo pueden llevar hasta cierto punto. Este es un buen ejemplo de la distinción entre memoria a corto plazo y memoria a largo plazo. Recuerde que aprendimos anteriormente en este libro que la memoria a corto plazo depende de la información sensorial para recordar, mientras que la memoria a largo plazo es emotiva y asociativa.

La memorización es parte del proceso de aprendizaje. Por lo tanto, el simple hecho de escuchar las mismas palabras una y otra vez solo lo ayudará a recordar cosas por un corto tiempo, mientras que comprenderlas por asociación a alguna información existente le permitirá realmente aprenderlas.

Podemos suponer que este método asociativo de pensamiento es de naturaleza radiante. En otras palabras, no es lineal y se extiende en múltiples direcciones al mismo tiempo. Después de todo así es como funciona la asociación. Por consiguiente, el mapa mental replica la forma exacta en que nuestros cerebros aprenden y memorizan, por ende entender y traducir las ideas en papel se convierte en una tarea fácil.

El mapeo mental es, de hecho, una herramienta de estudio recomendada para los estudiantes, especialmente para aquellos que estudian en niveles académicos más altos. Un estudio realizado en 2010 encontró que los estudiantes de medicina que utilizaban técnicas de mapas mentales eran capaces de retener más información en una medida de diez por ciento más que sus colegas que no las utilizaron.

Los mapas mentales también ayudan a los niños a recordar las palabras mejor que las listas (Buzan y Buzan, 1996). Además de esto, otro estudio descubrió que incluso la memoria de trabajo a corto plazo se beneficia del proceso de fragmentación que es inherente al mapeo mental, no solo la memoria a largo plazo (Buzan y Buzan, 1996). Por último, pero no menos importante, los mapas mentales son una forma divertida y creativa de involucrar más a los niños con un tema gracias a que les permiten visualizar y crear sus propias imágenes, en lugar de leer una pared de texto en una hoja de papel.

Entonces, los mapas mentales son perfectos, ¿verdad? Bueno, no del todo.

## Inconvenientes

Últimamente, los mapas mentales han sido despojados de todos los matices y se presentan como una panacea para todo tipo de problemas de memorización y aprendizaje. Esto simplemente no es cierto.

Esta técnica no beneficiará a aquellos que son de naturaleza extremadamente lógica y les gusta trabajar en las cosas de manera lineal. Es cierto que hay muy pocas personas en este planeta que piensan de esta manera, pero existen. Si es uno de ellos, los mapas mentales dañarán su pensamiento y sus procesos creativos.

La clave es darse cuenta de que todos aprenden de manera diferente. Para algunas personas, los mapas mentales pueden resultar en verdaderos momentos de iluminación y cambiar su forma de pensar y, para otros puede traer una mejora marginal. Luego están aquellos que podrían experimentar una reducción de la creatividad y la productividad gracias a ellos. Nadie es igual y esa es la belleza de nuestra especie.

Además, existe una tendencia a descartar la linealidad por ser un método de pensamiento aburrido y anticuado. Esto está simplificando las cosas hasta el punto de no ser cierto. Sí, la linealidad no nos ayuda a muchos de nosotros al comienzo de un proyecto, pero una vez que se ha formado el esqueleto de un plan, es la linealidad la que nos da la dirección.

Pongámoslos de esta forma: cuando un montón de ideas corren por su cabeza y se intercambian unas con otras, un mapa mental es su mejor herramienta. Si sabe cómo se relacionan las ideas entre sí y es capaz de ponerlas en orden, entonces una lista es su mejor opción.

Como ejemplo práctico, digamos que se despierta y luego se da cuenta de que tiene varias tareas pendientes ese día.

Ahora debe priorizarlas y una buena lista lineal puede ayudarle.

El último inconveniente de los mapas mentales es que tienden a ser cosas extremadamente personales. Lo que quiero decir es que es una representación visual de lo que ha pensado. Como tal, usar un mapa mental en un entorno grupal podría causar algunos problemas, aunque a veces puede ser una verdadera fortaleza. Todo depende de los miembros del grupo.

Es probable que todos aporten algo nuevo a la mesa. Necesitamos un balance entre un trabajo grupal e individual. Es necesario lograr la armonía entre los puntos de vista, idioma, experiencia, motivaciones, objetivos, herramientas, sensibilidad, habilidades y conocimiento de varios participantes.

Por lo tanto, en un entorno grupal, definir el plan de un proyecto es mejor trabajarlo de forma individual, o en un grupo pequeño no mayor de tres personas con ideas similares y luego definir una lista.

# Ayudando a la Memorización

La primera etapa para crear un mapa mental es tomar una hoja o un pizarrón en blanco. Existe un software que puede ayudarlo a crear mapas mentales para usted, pero solo los recomiendo si está planeando hacer algo que no necesita ser memorizado. Para los fines de la memorización, es mejor tomar una pluma y un papel.

Hablado de plumas, no necesita limitarse el bolígrafo de tinta regular. Utilice crayones, lápices, bolígrafos de diferentes colores, cualquier cosa que se le venga a la mente. La clave es lograr que el impacto visual del mapa mental sea lo más grande posible. Comience dibujando un círculo en el centro de la página y escriba la esencia o el nombre de su idea/problema en el centro.

Le puede dar a esta idea una indicación visual que puede ser cualquier cosa que pueda dibujar. Recuerde, no es necesario que tenga sentido para otros aparte de usted. Entonces, si está intentando memorizar un montón de hechos históricos o un árbol genealógico y un compás representa a su bisabuelo, entonces úselo. A continuación, realice una lluvia de ideas sobre los pensamientos asociados con esta idea central.

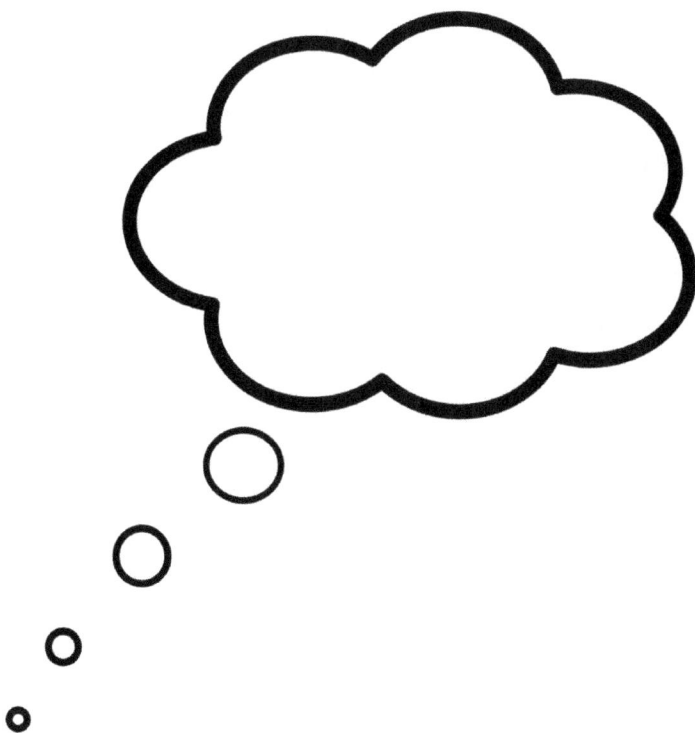

Varias de ellas aparecerán en su cabeza. Si no tiene la menor idea dado que el tema no le resulta familiar, investigue un poco y lea sobre él. No necesita profundizar, solo tenga una idea sobre que trata y cómo se puede aplicar a su audiencia.

Al hacer esto inicialmente, se encontrará escribiendo un pequeño resumen de las ideas pero, a medida que avance, intente anotar solo las palabras clave para cada idea como se ilustró en el capítulo correspondiente de este libro.

Ahora tendrá alrededor de cuatro o cinco ideas que están asociadas con el tema central. Algunas de estas ideas serán más relevantes para su audiencia o para usted que otras. Conecte estas ideas con la idea central a través de una línea gruesa o cualquier otra cosa que signifique una conexión fuerte. Puede hacer que la idea asociada tenga un contorno grueso y en negrita.

Ahora, explore más esa idea conectada. Lo más probable es que haya ramificaciones de esa idea asociada y les dé el mismo tratamiento que a las ideas principales asociadas. Dibújeles sus propias pequeñas nubes de pensamientos y vínculos de acuerdo con su importancia y relevancia.

De esta manera, explore todas las ideas asociadas en su dibujo y proporcióneles a cada una de ellas sus ramificaciones y anote cómo se conectan entre sí. Asegurase de darle a cada vínculo una señal visual sólida para que pueda imaginar instantáneamente lo que está sucediendo con esa relación con solo un vistazo. Utilice colores para mejorar este efecto.

Por último, busque conexiones cruzadas entre ideas. Lo más probable es que haya alguna superposición entre los temas. Únalos a ellos de manera adecuada, ya sea compartiendo una nube o trazando un vínculo entre las nubes relevantes. Revise su dibujo y realice los cambios que desee.

Esta imagen final es su mapa mental y es una colección radial de todas sus ideas sobre el tema. Bonito, ¿no es así? Bueno, el objetivo no es embellecer el mapa, la idea es poder grabar visualmente esta imagen en su cabeza. Las primeras veces tendrá problemas con algunos de los detalles. Sin embargo, con la práctica, pronto podrá memorizar lotes completos de ideas y podrá consultar instantáneamente su mapa mental para descubrir dónde encajan en el esquema de las cosas. En efecto, su mapa mental es realmente la red neuronal que está creando dentro de su cerebro.

## *Consejos y Trucos*

Los mapas mentales son una herramienta genial si se usan de forma correcta, pero el peligro siempre radica en que las personas piensen que no son lo suficientemente creativas como para dibujar cosas en papel. Esto se debe a la creencia errónea de que los mapas mentales deben ser bonitos. No está intentando usurpar la posición de Raffaello en el panteón artístico. A nadie le importa si su dibujo es malo.

Su mapa mental es suyo y manténgalo de esa forma. Cree cualquier cosa que tenga sentido para usted y no se rinda a hasta que lo haya hecho varias veces. Descubrirá que la repetición en este caso lo ayudará mucho y la calidad de lo que produzca lo sorprenderá a medida que avanza.

Otra buena idea es crear sus mapas mentales en ambientes que lo inspiren o le brinden serenidad y paz. Así que, por ejemplo, si esta caminando por la playa durante el atardecer, o arriba en las montañas o cualquier sitio en la naturaleza, ¿por qué no llevar un cuaderno y un lápiz? Garabatee cuando tenga el tiempo. Estar en la naturaleza calma su mente y la hace más receptiva a ideas y recuerdos. No olvide que este es un proceso creativo. No sabe con qué lógica funciona su mecanismo creativo, ni siquiera si existe. Todo lo que necesita saber es que está ahí y está solamente para ayudarlo. Así que salga de su camino y déjelo hacer lo suyo.

Usualmente se dará cuenta que cuando crea mapas mentales, si se libera lo suficiente, terminará con otro círculo que sustituye al círculo original como la idea central. Esto es algo bueno. Puede que no tenga sentido para usted en este momento e incluso parezca ridículo pero le garantizo que, después de una exploración más profunda, tendrá sentido para usted. Estas cosas no suceden por accidente y de esta forma se encontrará con grandes ideas.

Recuerde usar indicadores visuales que sean lo más llamativos posible. Una buena idea es utilizar los principios del método ridículo como se describió anteriormente.

Cree imágenes lo más ridículas posible. ¿Quizás intente dibujar un elefante que termina pareciendo un nabo? ¡Excelente! ¡El elefante-nabo es su indicador visual! No hay forma de que lo olvide una vez que deje de reírse de sí mismo.

Use colores y sombras para resaltar sus ideas, pero no intente crear una pintura. Esa no es la idea aquí. Hágalo llamativo, pero una vez que encuentre algún impacto emocional en él, siga adelante. Experimente con las formas de las nubes de pensamiento, quizás dándole a las más importantes una forma circular y a las menores una forma cuadrada y así sucesivamente.

Por último, pero no menos importante, elimine toda forma de distracción cuando esté haciendo esto. Sin correos electrónicos, sin mensajes, sin llamadas telefónicas, sin Internet, etc. Solo usted, sus pensamientos y su papel.

Como mencioné anteriormente, existen programas excelentes que lo ayudarán a crear mapas mentales. Cuando se utilizan como herramienta de enseñanza y grupales, son excelentes, pero cuando se desarrollan ideas personales, es mejor utilizar lápiz y papel. La idea es personalizarlo tanto como sea posible y nada es más personal que algo que se crea a mano.

# 8. Accediendo a la Mente Subconsciente

Nuestros cerebros son cosas increíblemente complejas. Por un lado, se pueden dividir en secciones biológicas, como la amígdala, la corteza prefrontal, etc.; y por otro, también se puede dividir respecto las funciones que desempeña cada parte del cerebro.

Finalmente, nuestro cerebro también se puede clasificar con base en los pensamientos. Lo que quiero decir con esto es que, independientemente del origen del pensamiento, nuestro cerebro tiene múltiples niveles en los que funciona. Popularmente, nos referimos a estos niveles como la mente consciente, mente subconsciente y, a veces, una tercera categoría, la mente inconsciente.

Observar la tarea de impulsar la memoria a través

del prisma de la mente subconsciente puede resultar un poco confuso. Este capítulo le abrirá los ojos y la mente al poder que tienen las mentes subconsciente e inconsciente y cómo su memoria puede potenciarse significativamente a través de los métodos correctos.

Pero primero, debemos profundizar y comprender la naturaleza de nuestra mente.

## Mente y Cerebro

La mente y el cerebro a menudo se usan por error de manera intercambiable. Me gustaría hacer una distinción definitiva entre los términos. El cerebro se refiere al órgano biológico y en este capítulo se hará referencia a cualquier función biológica utilizando este término. Por ejemplo, si hablo de qué áreas se estimulan al reír, me referiré a ellas como áreas del cerebro.

La mente es algo más complejo y existe la

posibilidad de desviarnos hacia un camino espiritual. Tal digresión es inevitable y prometo mantenerla al mínimo. La mente simplemente se refiere al conjunto de actividades cognitivas de cada ser vivo. También incluye esa colección de pensamientos que posee y los que levantan la cabeza durante ciertas situaciones. Los pensamientos que bloquean su razonamiento o lo agobian también son parte de la mente.

Cuando hablamos de la mente subconsciente, inconsciente y consciente, estamos hablando de la mente y no del cerebro. La mente es un tema muy amplio y gobierna prácticamente todo en su vida, a través de su mentalidad.

La mentalidad es un conjunto de ideas, convicciones, opiniones y representaciones mentales; es una forma particular de concebir, comprender, sentir y juzgar la realidad.

Según mis estudios de psicología primordial, la mentalidad es algo que está extremadamente conectado con la percepción de la realidad. Es un conjunto de creencias y redes neuronales del cerebro, que se activa en determinadas situaciones. Una vez que se activa el disparador de una situación a través de la información sensorial, se activa la red neuronal correspondiente en nuestro cerebro. Esto da lugar a ciertos pensamientos que nos hacen actuar como pensamos.

## Mente Consciente

La mente consciente incluye aquellos procesos de los que somos conscientes, como el pensamiento, la intuición, la razón, la memoria y la voluntad.

En este momento, mientras lee este libro, es consciente de las palabras que lee y de su significado. También está formando sus propios pensamientos en respuesta a estas palabras y puede modificar y controlar estos pensamientos hasta cierto punto.

Esta porción de su mente representa solo un cinco por ciento de sus pensamientos generales, a pesar de ocupar un gran porcentaje de su consciencia. Sigmund Freud se refirió a la mente consciente como la punta del iceberg, el trozo que se asoma por encima del agua.

La mente consciente es quizás la parte más inteligente de la mente y tiene el poder de la lógica y el razonamiento. Tiene la capacidad de rechazar y formar ideas. La mente consciente tiene alguna habilidad creativa, pero esta no es su función principal. En una palabra, su función podría definirse como racionalidad. En cualquier situación, sin importar cuán emocionalmente sea, tenemos el poder de enfocar nuestra mente consciente por caminos racionales e idear soluciones.

Dada su inclinación racional, la mente consciente se ve bastante obstaculizada cuando se trata de proyectos creativos. Esto no significa que los artistas y aquellos en los campos artísticos tengan mentes conscientes más pequeñas, ni mucho menos. Es solo que gran parte de su trabajo no se produce desde la mente consciente.

De hecho, casi todas las personas funcionan de la misma manera cuando se trata de realizar tareas. Por ejemplo, cuando un bateador de béisbol necesita golpear la pelota, no se detiene a pensar y analizar la velocidad o la curva de la pelota. Tampoco saca su transportador y trata de medir la caída de la pelota y el ángulo en el que el lanzador lanza el tiro. En cambio, simplemente usa sus ojos y reacciona.

Esto nos lleva a un punto excelente, la mente consciente es la primera parada cuando se trata de aprender algo.

Cuando el bateador tomó un bate por primera vez, no tenía ni cerca del nivel de habilidad que ahora posee como profesional de la Major League. Prestó atención a cada uno de sus movimientos, tuvo que aprender a identificar los movimientos del lanzador, la pelota, etc.

El punto importante a tener en cuenta aquí es que su mente consciente no almacena nada dentro de sí misma. Simplemente pasó la información y se olvidó de ella. La próxima vez que vio un lanzamiento que había aprendido previamente, recibió la memoria aprendida de otro lugar y solo identificó el posible golpe de la pelota. Una vez hecho esto, se apartó del camino.

Entonces, ¿a dónde estaba transmitiendo su información?

## Mente Subconsciente

Volviendo a la analogía del iceberg del Dr. Freud, la mente consciente simplemente estaba pasando la información bajo el agua, al noventa y cinco por ciento restante de la mente del bateador. Este porcentaje remanente forma parte de la mente subconsciente y es responsable de la inmensa mayoría de nuestros pensamientos y acciones.

Cuando se trata de técnicas de aprendizaje, de las cuales la memorización forma parte, la mente subconsciente es la más importante de todo. Similar a como la memoria de trabajo transfiere los pensamientos a la memoria a largo plazo, la mente consciente hace lo mismo y transfiere las lecciones aprendidas a la mente subconsciente.

¿Esto significa que la mente consciente es lo mismo que la memoria de trabajo? Bueno, no exactamente.

Por un lado la memoria de trabajo se refiere solo a las cosas recordadas o retenidas, mientras que la mente consciente y la mente subconsciente encapsulan los comportamientos que gobiernan si la memoria se almacenará o no en primer lugar.

Por ejemplo, si una lección en particular desencadena una reacción emocional dolorosa, su mente subconsciente informará a su mente consciente de esto y simplemente no memorizará la lección.

Volviendo a nuestro ejemplo del jugador de béisbol. Si fue golpeado dolorosamente en la cara o en cualquier otro lugar por la pelota, es poco probable que aprenda a identificar las señales, ya que su mente subconsciente simplemente no le permitirá aprender la lección o incluso no le permitirá mover el bate porque transmitirá mensajes de miedo a la mente consciente y probablemente se congelará. Por tanto, la mente subconsciente juega un papel muy importante en la determinación de nuestra capacidad para memorizar y aprender cosas.

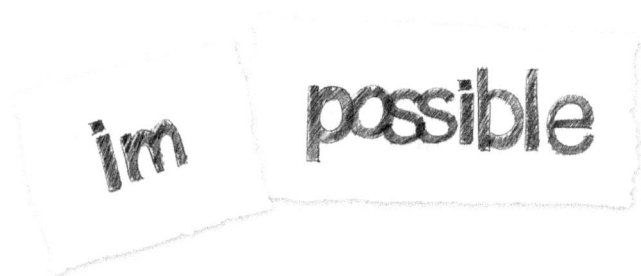

im possible

Lo que complica las cosas es que no tenemos acceso directo a nuestra mente subconsciente. Simplemente no somos conscientes de lo que hay allí.

Podemos pensar conscientemente en nosotros mismos como excelentes bailarines, pero si el subconsciente piensa que es malo, lo hará mal, sin importar lo mucho intente aprender o la calidad de su maestro.

Espero que pueda entender a qué me refiero con esto. Siempre debería tener en cuenta esta cita de Henry Ford:

*"Tanto si crees que puedes como si no, tienes razón."*

El subconsciente es donde se almacenan nuestras creencias y si intenta abordar la mejora de la memoria con la creencia de que su memoria es mala, ninguna cantidad de técnicas lo ayudarán. Esto es lo que he estado enfatizando a lo largo de este libro, que no existe la mala memoria. Usted, al igual que todos los seres humanos de este planeta, tiene la capacidad de recordar todo lo que desee. Es solo que no está capacitado, no es que sea malo en eso.

Esta también es la razón por la que he estado enfatizando la memoria como una habilidad y no una cualidad o rasgo personal. Una habilidad se puede aprender y mejorar. Un rasgo de personalidad es algo mucho más nebuloso. ¿Cómo se vuelve uno menos impulsivo, por ejemplo? Compare esto con alguien que se le acerque a preguntarle cómo podría mejorar sus habilidades de lectura. Para la segunda, podemos proporcionar un camino definido, mientras que para la primera sería un laberinto de ideas.

Si piensa en la mejora de la memoria como un rasgo genético o heredado, probablemente se deba a que no ha experimentado cuánto puede mejorar su memoria con unos pocos ejercicios simples. Es por eso que el segundo libro de esta serie se ha dedicado a el entrenamiento de la memoria y el cerebro. Y esa es también la razón por la que he incluido algunos ejercicios y juegos de memoria en este libro. Una vez que haga esto, obtendrá la experiencia de que su memoria se fortalezca mediante algunas técnicas simples.

Una vez que suceda esto, su creencia que está conectada al cerebro y produce el pensamiento subconsciente en su mente, respecto a la inhabilidad de mejorar su memoria, se debilitará un poco. Aquí es donde entra la repetición. Reiterar el mensaje de que puede mejorar su memoria porque es una habilidad construirá otra red neuronal y simplemente desactivara la antigua. La forma para hacer esto es seguir practicando los ejercicios para construir la memoria de este libro y de los otros dos libros de la serie.

Sus creencias inherentes son la razón por la que posiblemente no haya visto ninguna mejora en sus habilidades de memoria si ha intentado todo tipo de juegos y trucos en el pasado. O, como es mucho más común, es posible que haya visto una mejora pero luego simplemente dejó de trabajar en ella y experimentó una regresión. Quizás se volvió perezoso o no tenía ganas de continuar. ¿Por qué cree que sucedió esto?

Era simplemente su mente subconsciente afirmando las viejas creencias sobre las nuevas, y el cerebro ejerciendo la vieja red neuronal en lugar de la nueva; por ello volvió a su vieja rutina. Mientras que esa creencia esté presente en su mente subconsciente, no verá una mejora duradera. Esta es una prueba simple: con los ejercicios que le he enseñado en este libro y técnicas tales como el chunking, la vinculación, las palabras-pinza, etc., es completamente posible para usted entrar a una habitación llena de gente, digamos cien personas, y memorizar todos sus nombres y apellidos y luego contárselos a todos al final de la noche.

¿Cree que esto es posible? ¿Suena improbable? Bueno, intentemos esto en su lugar: mediante la práctica continua, el entrenamiento y disciplina correcta y un poco de talento, es posible que un niño eventualmente juegue en la Major League. Esta afirmación no suena improbable, ¿verdad? Sin embargo, la anterior sí. ¿Por qué debería? Me refiero a lo mismo, que es el desarrollo de una habilidad. ¿Cuáles son sus creencias con respecto a la mejora de la memoria a la luz de estas afirmaciones?

Al leer estas afirmaciones, una pequeña voz dentro de su cabeza probablemente susurró: "es posible para las demás personas, pero no para mí". Este es un pequeño subconjunto interesante de su mente subconsciente que ahora veremos.

## Mente Inconsciente

La mente inconsciente es algo sumamente interesante. La opinión está dividida en cuanto a si existe como una entidad separada o es un subconjunto completo de la mente subconsciente (Hanson y Mendius, 2009). La naturaleza exacta de esto no nos concierne. En cambio, nos preocupan más las funciones de esta parte de nuestra mente.

La mente subconsciente es una parte de nosotros que ha registrado todos los datos no inmediatamente disponibles para la consciencia, pero almacenados para formar una colección de nuestras creencias sobre nosotros mismos, que determinan gran parte de quiénes somos.

¿Quiénes somos? ¿Cómo somos? ¿Qué es "Yo"? Si la mente subconsciente determina todo lo que sucede en nuestra realidad, entonces el inconsciente determina muchas creencias que existen dentro de la mente subconsciente.

Nuestra identidad y autoimagen se forman a una

edad muy temprana y, a menos que experimentemos condiciones traumáticas más adelante en la vida o una lesión cerebral significativa, prácticamente permanecen en su lugar (Hanson y Mendius, 2009). Esto no quiere decir que nuestra propia imagen nunca cambie. Se le agregan matices adicionales a medida que envejecemos y entendemos mejor las cosas. Sin embargo, los fundamentos profundos de nuestra personalidad se forman antes de los siete años y es a través de este prisma que observamos todo lo que nos rodea.

Por lo tanto, si creció en un entorno que valoraba lo académico sobre el deporte, terminará creyendo que el deporte como carrera nunca puede llegar a ser algo serio. Para apoyar esta imagen de sí mismo, desarrollará creencias adicionales dentro de su subconsciente. Creencias como que una pelota de béisbol es capaz de causar daños en la cara que alteran la vida. Sus acciones estarán en línea con esta creencia y, ¿adivine qué sucede? Se golpea la nariz con una pelota de béisbol; esto refuerza la creencia.

Nuestra percepción de la realidad da forma a nuestras creencias. Estas creencias dan forma a nuestras acciones y nuestras acciones determinan nuestros resultados. Nuestras creencias están moldeadas por nuestras propias imágenes. Es por eso que no es suficiente simplemente cambiar algunas creencias superficiales para lograr un cambio duradero. Necesita profundizar y cambiar su propia imagen de quién es.

Esto es lo que hago principalmente, potenciar la mente de las personas a través de la reprogramación mental. La mayoría de los programas de reprogramación mental fallan porque eclipsan el papel crucial que juega la potenciación mental. Pero afortunadamente esto es en lo que me especializo. Ayudo a las personas a potenciar sus mentes en el menor tiempo posible.

He estado estudiando la mente desde 2003 y a lo largo de los años he creado un protocolo con estrategias poderosas, métodos avanzados y nuevas formas de pensar y actuar para aumentar la capacidad de lograr metas personales y profesionales y elevar el desempeño a niveles extraordinarios.

Lo he llamado **"El Protocolo Zeloni Magelli"** y año tras año se ha convertido en el camino de referencia europeo para la potenciación mental. Y lo que más me gratifica no solo es el reconocimiento de algunos compañeros y formadores, sino los certificados de estima que recibo diariamente de mis alumnos.

Volviendo a su memoria, si piensa en sí mismo como alguien que no tiene buena memoria o es olvidadizo, no necesita molestarse en cambiar las creencias superficiales que resultan de esta imagen de sí mismo. En cambio, atacar la causa raíz - que es su identidad - desactivará una gran cantidad de creencias dependientes. Esto es algo tanto bueno como malo.

Lo bueno es que no necesitará escanear toda su mente en busca de cada creencia en su cabeza. Solo necesita enfocarse en una cosa. Puede desarrollar una memoria extraordinaria. La mala noticia es que si está convencido que la memoria no es una habilidad, tal vez señale un problema mayor dentro de usted.

Si esta creencia es muy fuerte, tomará tiempo para erradicarla y necesitará paciencia y mucha repetición junto con las emociones.

Muchas personas creen que el talento es algo esencial para tener éxito. Esto simplemente no es cierto. Más que cualquier otra cosa, es el trabajo duro el que determina el éxito. En su libro, *Mindset,* la Dra. Carol Dweck describe en gran detalle como individuos talentosos eventualmente se quedan cortos frente aquellos que trabajan arduamente (Dweck, 2012).

El talento determina los casos marginales. Por ejemplo, el fenómeno, el futbolista Ronaldo Luís Nazário de Lima, aun cuando entrenaba poco y se encontraba fuera de forma, todavía marcaba la diferencia. O puede trabajar tan duro como pueda, más que nadie en el mundo, pero en las finales olímpicas de los 100 metros masculinos, es poco probable que corra más rápido que Usain Bolt en su mejor momento, quien fue un fenómeno genético único en la vida, poseyendo un cuerpo grande que le dio un paso más largo y la habilidad explosiva de alguien mucho más bajo.

Algunas personas simplemente tienen más suerte que otras, esto no se puede negar. Sin embargo, esto no significa que no pueda postularse para los Juegos Olímpicos.

El trabajo duro siempre triunfará por encima de alguien que tiene talento pero no trabaja tanto. Esto es mucho más evidente cuando escucha a cualquier persona exitosa. (Dweck, 2012).

Lea atentamente estas palabras de un comercial famoso. Este es el monólogo de Michael Jordan:

*"Quizás es mi culpa. Quizás te hice creer que era fácil cuando no lo era.*

*Quizás te hice pensar que mis mejores acciones comenzaban en la línea de tiro libre y no en el* gimnasio.

*Quizás te hice pensar que cada tiro que tomaba era un tiro ganador. Que mi juego estaba construido por flashes y no por fuego.*

*Quizás es mi culpa que no vieras que fallar me daba fuerza, que mi dolor era mi motivación.*

*Quizás te hice creer que el baloncesto era solo un don divino, y no algo por lo que trabajaba todos y cada uno de los días de mi vida.*

*Tal vez destruí el juego. O tal vez solo estás poniendo excusas."*

También piense en estas palabras de Michelangelo Buonarroti:

*"Si la gente supiera lo duro que trabajé para ganar mi maestría, mi arte no parecería tan maravillosa."*

La razón por la que menciono todo esto es para convencerlo de que la memoria es una habilidad que se puede aprender y no existe nada parecido a nacer con talento para recordar las cosas.

Ahora, alguien puede tener un talento marginal en esta área, pero eso no importa. Al menos que haya tenido una lesión cerebral importante, la diferencia es insignificante.

Con trabajo, usted también puede poseer excelentes habilidades de memorización.

Por lo tanto, puede ver cómo la mente subconsciente juega un papel importante en la determinación de su habilidad para creer en su capacidad para recordar cosas. En otras palabras, es la base de su palacio, mientras que sus habilidades de memorización son una habitación dentro él, una entre muchas.

Asegúrese de que su base sea fuerte y todo lo demás se alineará. Entonces, ¿cómo entrena y fortalece su mente subconsciente?

# Entrenando el Subconsciente

Entrenar el subconsciente requiere que aplique los principios del aprendizaje que vimos en el primer capítulo: emociones, repetición e intencionalidad. También hay enfoque, pero estos tres juntos determinan su nivel de enfoque, por lo que práctica a lo largo del camino.

Existe una variedad de métodos que van desde la hipnosis hasta las afirmaciones para entrenar su subconsciente, aquí compartiré algunas técnicas poderosas que funcionarán.

## *Meditación*

Esta primera técnica es probablemente la mejor. La meditación ha existido desde siempre y desde la antigüedad se ha prescrito como el mejor ejercicio para el cerebro. Es una práctica ancestral y universal fundamental para incrementar el desempeño en todos los niveles, tanto mental como físico.

En la actualidad, numerosos estudios han confirmado cómo este proceso interno restablece la capacidad del cerebro en varios niveles para brindarle una sensación de gran equilibrio y bienestar.

La meditación no solo fortalece la mente, sino que también la calma radicalmente y su capacidad para clasificar las cosas en el orden correcto de importancia aumentará drásticamente (Hanson y Mendius, 2009).

La meditación literalmente cambia su cerebro. Al practicarla volverá a cablear sus redes neuronales, ya que lo que realmente está haciendo es cambiar sus patrones de pensamiento.

Hay muchas formas de meditación, desde observar la respiración hasta aumentar la temperatura central de su cuerpo (Foreman, 2015). No necesita convertirse en monje para meditar. Es mejor abordarlo paso a paso.

Si está abordando el tema por primera vez, puede parecer difícil, pero no lo es.

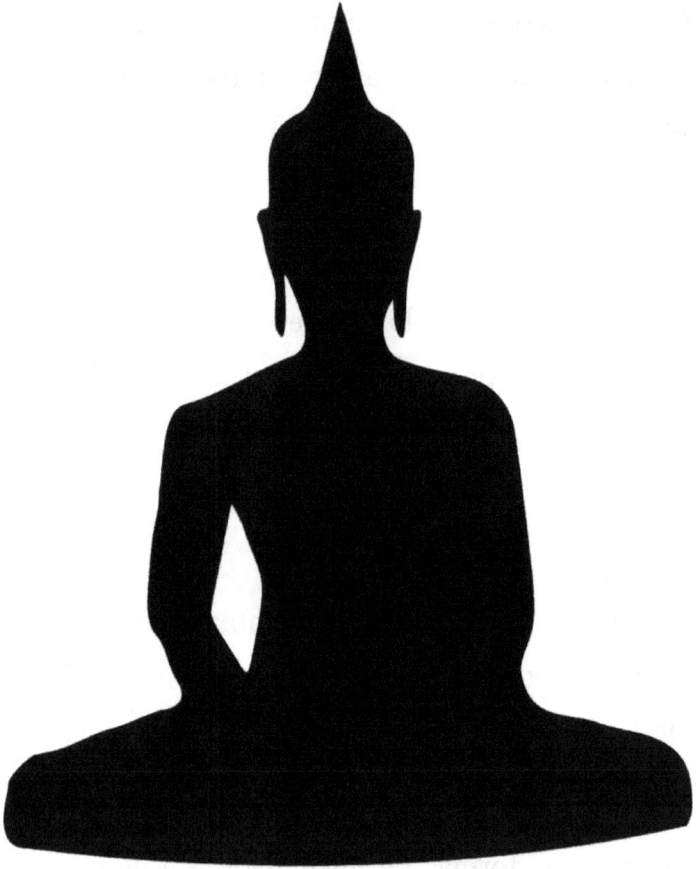

Necesita empezar a buscar una posición cómoda y espontánea para alcanzar un buen nivel de relajación y abandono.

No existe una posición más o menos correcta, ¡existe la posición correcta para usted!

Puede ayudarlo a crear un jardín mental donde puede refugiarse para encontrar paz y tranquilidad absoluta, un estado de intensa relajación y bienestar que le permita incrementar su energía.

No piense en lo que hace, cierre los ojos, relaje los brazos, el cuerpo, concéntrese en tu respiración y déjese llevar. Baje su control mental, ralentice todos sus procesos, alternando entre fases de concentración y distracción para escuchar las conversaciones de su silencio. Notará que sus pensamientos van y vienen libremente y salen de su cabeza y sentirá una agradable sensación de calma y orden. Se sentirá muy relajado.

La meditación devuelve el equilibrio y la armonía al funcionamiento de su cerebro y su estado de ánimo gracias a la dopamina y la serotonina. Lo ayuda a calmarse de manera efectiva para que pueda concentrarse en sus prioridades y aprovechar al máximo su cerebro. También lo ayuda a soltar todo lo que lo agobia, que lo frena, que obstaculiza su verdadero ser.

Por su puesto esto es solo una breve introducción a la meditación. Una vez que haya hecho algunos ejercicios básicos debería escoger una práctica de meditación particular y seguirla.

Las prácticas más seguidas son aquellas de Samatha y Vipassana. Si bien los objetivos principales de ambos son diferentes y sus técnicas son distintas, realmente no existe un gran beneficio de una sobre la otra. Solo elija una y comience a aprenderla, preferiblemente de un maestro calificado. La última técnica construye su enfoque, pero esto no significa que Vipassana lo dañará o no lo desarrollará, así que no se preocupe por sus objetivos específicos. Comience con uno, pero luego intente aprender tantas disciplinas como sea posible para completar y consolidar su crecimiento mental y personal.

También existen formas religiosas de meditación y, si se siente cómodo con ellas, no dude en seguir adelante. Nuevamente, el punto es ejercitar y controlar su mente y, por lo tanto, reconfigurar sus creencias. Esto va mucho más allá de la mejora de la memoria, como puede imaginar.

## *Visualización*

Ya he mencionado anteriormente los enormes beneficios de la visualización. Nuestro cerebro no puede diferenciar entre los pensamientos imaginarios y los reales. Por lo tanto, ¿por qué no utiliza esto a su favor para cambiar sus creencias?

¿Por qué no se visualiza de pie frente las personas deslumbrándolas con sus habilidades de memoria? Imagínese recordando el nombre de cada persona y recordando sus nombres a pesar de conocerlos solo una vez y luego volver a verlos después de unos años. Su autoimagen juega un papel importante en este proceso, al igual que la emoción.

El efecto de la emoción es bastante fácil de comprender en este punto. Al enfocarse en qué tan buenas son sus proezas de la memoria, le proporcionará a su cerebro un mayor incentivo para incorporar estas imágenes en su memoria a largo plazo y, por lo tanto, influenciar en su autoimagen. Sin embargo, su autoimagen no va a sentarse y tomarlo a la ligera.

Si sus imágenes son grandiosas desde ese principio, ciertamente puede esperar que esa voz en el fondo de su cabeza surja y diga "esto no sirve". Lo convencerá que todo ese material de visualización es solo una tontería espiritual y está mejor sin ella. ¿No está cómodo ya? Entonces, ¿por qué cambiar algo?

Esto es, por supuesto, su mente expresándose gracias a las redes neuronales viejas que se activan en su cerebro. La solución a todo esto es simplemente darle pequeños bocados a la manzana. Por lo tanto, no comience con la imagen de usted deslumbrando a todos, sino comience con usted mismo realizado con éxito sus ejercicios de prácticas y notando las mejoras. No tiene por qué ser una gran mejora, una pequeña es suficientemente buena.

Esta es una representación creíble para una imagen de sí mismo y de esta forma, puede cambiar sus pensamientos. Al aumentar lentamente el grado de sus hazañas en sus imágenes mentales y acompañarlas con una emoción fuerte positiva, eventualmente cambiará sus creencias sobre sí mismo.

Tiene que entender que la primera habilidad para crear cualquier cosa es la habilidad de la imaginación. De hecho, las personas que logran éxitos extraordinarios tienen la gran habilidad de ser capaces de visualizar. Tienen la capacidad de crear imágenes emocionantes de sí mismos y de su futuro.

Se ha demostrado que si no puede ver un determinado escenario futuro en su mente, será muy difícil para usted poder realizarlo. Si lo piensa, todas las grandes hazañas, los grandes inventos y las grandes innovaciones de la historia nacieron por primera vez en la mente de alguien. Se originaron a partir de una imagen mental de alguna persona.

Por ejemplo, los grandes genios del pasado tenían la capacidad de pensar en grande y crearon sus inventos primero en su mente y luego en la realidad. Lograron convertir en realidad lo que para muchas personas eran sueños imposibles, simplemente porque los habían imaginado antes.

Piense, lo que ha logrado en su vida lo ha logrado primero en su mente, todo es primero pensado y luego realizado. Primero hace el proyecto, luego la construcción, primero concibe la imagen y luego toma acciones para transformar la imagen en realidad.

Este es uno de los secretos de los mejores hombres y mujeres del mundo. Conviértase en la persona que imagina que es. Aprender a usar su imaginación para crear imágenes de su futuro y luego lograrlas le permite convertirse en el creador de su propio destino.

Lea atentamente, varias veces, estas palabras de Jack Nicklaus. Es ampliamente considerado como uno de los mejores golfistas de todos los tiempos.

*"Nunca hice un tiro, ni si quiera en la práctica, sin tener una imagen muy nítida y enfocada en mi cabeza. Es como una película a color. Primero 'veo' la pelota donde quiero que termine, bonita y blanca colocada en lo alto de la hierba verde y brillante.*

*Luego la escena cambia rápidamente y 'veo' que la*

*pelota va hacia allá, su camino su trayectoria y forma, e incluso su comportamiento en el aterrizaje. Después ocurre una especie de desvanecimiento, y la siguiente escena me muestra haciendo el tipo swing que se convertirá las imágenes en realidad."*

No quiero transmitir el mensaje de que solo la visualización es suficiente para hacer que las cosas sucedan y lograr los cambios deseados en la vida. Porque tiene que trabajar mucho en sí mismo, recuerde las palabras de Michelangelo y Michael Jordan. Pero la visualización es muy importante para lograr nuestros objetivos.

Elimine sus imágenes mentales de fracaso y reemplácelas con imágenes mentales exitosas. Cambiará su humor para afrontar sus retos. Su claridad mental será diferente y accederá a diferentes recursos. Se comportará de manera diferente y logrará sus objetivos de manera más efectiva.

## *Afirmaciones*

Las afirmaciones son solo un diálogo interno positivo, son expresiones para hablar de uno mismo de manera positiva.

Desafortunadamente para muchas personas, son necesarias porque tienden a permitirse un diálogo interno extremadamente negativo. Mucho de esto surge de su mente subconsciente e inconsciente. Una mala imagen de sí mismo conduce a una gran cantidad de diálogo interno nocivo y se traduce en una existencia miserable.

Las afirmaciones, ya sean positivas o negativas, son por tanto una función de su propia imagen. Es por eso que muchas de ellas no funcionan para las personas. No es suficiente con repetirse una serie de mensajes positivos. Si su autoimagen siente que son falsas, las rechazará internamente al igual que rechazaría imágenes grandiosas (Hanson y Mendius, 2009).

Entonces, cuando se trata de un diálogo interno

positivo, debe implementar el enfoque del tamaño de un bocado junto con otro clemento crucial. Sus afirmaciones deben estar en tiempo presente y escritas como si ya las hubiera logrado. Al igual que la forma en que sus imágenes mentales convencen a su cerebro de que todo lo que está visualizando realmente está sucediendo o ha sucedido, escribir cosas en tiempo presente ayuda a convencer a su cerebro de que su resultado es real.

Por lo tanto, asegúrese de ampliar sus afirmaciones. ¿Cómo determina por dónde empezar? Bueno, aquí es donde la meditación es útil. La meditación le brindará una gran conciencia de qué pensamientos están flotando en su mente y, al recitar sus afirmaciones, si siente algún tipo de rechazo negativo o siente que no es cierto o que es una tontería, debe reducir un poco las cosas.

Algo deprimente, en algunos casos, es posible que deba reducirlo hasta cero. Lo que quiere decir es que sus afirmaciones tomarán la forma de celebrar la ausencia de algo negativo en oposición a la presencia de un positivo. Esto está bien. De nuevo, al igual que lo mapas, esto es algo personal, así que no se preocupe.

La combinación de estas tres técnicas le dará resultados masivos con respecto a cambiar sus creencias y poner su cerebro en una mejor situación para ayudar a sus habilidades de memorización. Requerirá trabajo y paciencia, pero con el tiempo, con disciplina, verá algunos cambios reales en su capacidad para realizar cualquier tarea que desee.

La mente subconsciente es extremadamente poderosa y lo bueno es que puede controlarla perfectamente. No tiene la capacidad de rechazar lo que le da y, por lo tanto, asegúrese de alimentarla solo con imágenes y declaraciones mentales positivas.

Esto concluye nuestro análisis de cómo puede utilizar el poder de su mente subconsciente para mejorar la salud general de su cerebro e involucrar mejor sus facultades creativas.

Mucho de esto llevará tiempo, pero le sorprenderá lo rápido que logrará poner las cosas en marcha con práctica constante. La clave de todo esto, como siempre, es la repetición.

Si desea una ayuda realmente eficaz para potenciar su mente y lograr los objetivos que desea, recuerde el Protocolo Zeloni Magelli. Daré un gran poder a su mente en el menor tiempo posible.

# Una Mejor Memoria,

# Una Mejor Persona

Así que aquí estamos, al final. En el camino ha aprendido hechos biológicos y técnicas de práctica, junto con algunas técnicas curiosas que mejorarán no solo sus habilidades de memoria sino también la salud general de su cerebro. Además de las técnicas, ejercicios y juegos detallados en los otros dos libros de esta serie, debe tener una idea completa de cómo se relacionan la memoria, el aprendizaje y los procesos biológicos del cerebro.

Recuerde siempre las claves para aprender: enfoque, repetición, intencionalidad y emoción. El enfoque es algo que surge de implementar las otras tres. Si bien puede practicar ejercicios de forma individual, la mejor forma para desarrollar el enfoque es dejar que le llegue de forma natural. Es decir, si está interesado en lo que está haciendo, se concentrará solo. Son las cosas que no le interesan en las que se le dificultará concentrarse. Otra razón por la que a las personas les resulta difícil concentrarse en las cosas que les encanta hacer es porque sus cerebros están cansados y necesitan descansar. Muchas personas tienden a tomarse la salud mental y el bienestar con menos seriedad de lo que se justifica y esto es una lástima.

Mi punto es que aquí es donde entra en juego la intencionalidad. He hablado bastante sobre la emoción y la repetición, siendo esta última bastante obvia, pero la intencionalidad es un concepto más abstracto y uno pensaría, con razón, que la intencionalidad debería estar bajo el paraguas de la atención. Bueno, en este contexto, la intencionalidad se refiere a la priorización y los objetivos de su estilo de vida.

¿Cuál es la intención detrás de muchas de las tareas que elige hacer? Probablemente vaya a trabajar todos los días y soporte mucho estrés como resultado de ello. ¿Cuál es su intención detrás de hacer todo esto? ¿Lo sabe siquiera? Es posible que haya asumido su trabajo con algunas intenciones en mente, pero ¿sigue estando todavía vigentes?

Estas son preguntas importantes porque muchas personas se encuentran intercambiando el propósito por el medio. Les gustaría sentirse realizados con un trabajo, mejorar su salud, tener más tiempo libre, más dinero y mejores relaciones. Pero como resultado de una paradoja, la mayoría de ellos se encuentran sin tiempo, sin dinero, con mucho estrés y en la soledad.

Deténgase y piense. ¿Lo que está haciendo lo está alejando o acercando a sus metas? Estas son preguntas importantes que deben evaluarse para recompensar el riesgo.

Cada acción que realiza coloca una carga cognitiva en su cerebro y podría causarle estrés si no hace lo que le gusta. Si está asumiendo ese estrés por una buena razón, es justificable, pero agregar estrés sin una razón válida es un camino seguro hacia una vida miserable. En pocas palabras, estará demasiado cansado para hacer cualquier otra cosa, ya que estas actividades suponen una mayor demanda de energía para usted.

Por ejemplo, criar a un hijo puede ser una de las cosas más estresantes que hará en su vida. Sin embargo, casi todos los padres estarán de acuerdo en que el estrés valió la pena. ¿La gente dirá lo mismo sobre sus trabajos? Improbable. Verá, los factores del estilo de vida van más allá de lo que está haciendo en este momento. También debe observar lo que hará en el futuro.

Recuerde que su cerebro solo se deteriorará y no se volverá más joven o mágicamente más saludable si no hace nada. Como se mencionó anteriormente, todo lo que he hablado en estos tres libros funciona para mantener mejor la salud de su cerebro. En última instancia, ninguno de nosotros tiene una oportunidad contra el tiempo. Aunque hay muchas habilidades que se pueden mejorar hasta los 70 años y en muchos campos mientras más crece y mejora, mayor será su experiencia.

Por lo tanto, es de suma importancia que de prioridad a la salud y el bienestar de su cerebro y considere el estrés y la negatividad (que causa mucho estrés no deseado a través del miedo) como enemigos mortales. Es vital que use tantos recursos como sea posible para ayudar a su salud en general junto con la de su cerebro.

Haga que su intención sea hacer las cosas que sean lo más amables posible para usted y que tengan una recompensa mayor que el estrés que asume para completarlas.

No malinterprete esta oración. No le estoy diciendo que viva una vida libre de riesgos, de lo contrario no habría crecimiento. Enfrentar nuevos desafíos es bueno para el cerebro y las grandes recompensas se esconden detrás de los grandes desafíos.

Todo lo que le he enseñado hasta ahora hará esto y más. Existen dos formas adicionales de reforzar la información y aprender mejor. Estos son mediante el uso de la música y la escritura. La música genera más emoción que casi todo lo demás en este mundo.

Se habla mucho sobre qué tipo de música es mejor para el cerebro humano y la mayoría se remonta a las teorías de las ondas cerebrales. Se ha dicho que la música clásica barroca estimula las ondas alfa dentro del cerebro y ayuda a aprender y expandir las redes neuronales del cerebro. Ahora, como ocurre con muchas técnicas de mejora de la memoria basadas en ondas cerebrales, la investigación creíble es casi inexistente respecto a estas teorías (Ball, 2011).

Actualmente, hay muchos tipos de música que se venden comercialmente y que se denominan "ayudas para la relajación". Sin embargo, las afirmaciones de que la música puede inducir la relajación psicológica y física rara vez se validan de forma empírica (Lee-Harris et al., 2018).

Por ejemplo, a menudo escucha sobre música para meditar o ritmos binaurales, pero ¿funcionan mejor estos sonidos que la música clásica? Eso depende. La música para meditar y los ritmos binaurales pueden contribuir efectivamente a la relajación, pero de una manera que difiere según la edad (Lee-Harris et al.,

2018). Lo que intento decirle es que no hay ciencia que demuestre que un tipo de música es mejor que otro. En lugar de preocuparse por qué tipo de música es mejor, ¿por qué no centrarse únicamente en el tipo de emoción que la música crea en su interior? Escuchamos diferentes tipos de música por diferentes motivos. A veces, escuchamos ciertas piezas musicales cuando estamos deprimidos y necesitamos un impulso; a veces escuchamos un repertorio en particular cuando estamos felices y queremos regocijarnos. Luego están las cosas que nos arrullan por la noche.

En lugar de enfocarse en el género musical, enfóquese en la emoción que genera en su interior. Ahora, las piezas musicales que lo hacen sentir mejor cuando está deprimido pueden parecer una buena opción, pero a la larga, este tipo de música solo refuerza que las cosas van mal. Si se encuentra escuchando música de esta manera la mayor parte del tiempo, la culpa no es de la música, sino que simplemente es un síntoma de que algo debe arreglarse en su vida.

El mejor tipo de música para escuchar es aquella que lo ayude a regocijarse y lo ponga de buen humor. Verá que la mayoría de las personas escucharán esa música cuando ya estén de buen humor. Por lo tanto, el objetivo o la intención aquí no es usar la música de alguna manera mágica, sino simplemente esforzarse por sentirse bien la mayor parte del tiempo.

Sentirse bien no significa que rechace las emociones de tristeza o ansiedad. Estas ocurren naturalmente y hay una muy buena razón para ellas, así que no cometa el error de invalidarlas. Sin embargo, esfuércese por hacer las cosas lo mejor posible. Si está triste, no intente rechazar la tristeza y empezar a saltar de alegría. En cambio, intente hacer que la tristeza se sienta menos mal y vuelva a subir la escalera a la posición neutral y luego feliz.

Pequeños bocados, ¿recuerda?

Puede utilizar la música como una herramienta de ayuda para la memoria, tal como se detalla en los libros anteriores de esta serie, como un dispositivo mnemónico. Sin embargo, recuerde utilizar el poder transformador de la música a su favor.

Escribir es otra gran herramienta. Piense en la escritura como un drenaje de sus emociones negativas y simplemente descárguelas en papel. No se censure ni ponga un freno al flujo de pensamientos una vez que esté en marcha. Sin embargo, al igual que con la música, si descubres que está usando la escritura de esta manera la mayor parte del tiempo, algo anda mal que necesita arreglar y su intención no está apuntando a favor de vivir bien y ser amable.

La memoria es muy importante, si no podemos memorizar nuestras experiencias, emociones, personas, palabras y números, no seremos capaces de pensar. Recordar es un arte que cualquier persona puede aprender. Todos pueden desarrollar su memoria individual.

El cerebro humano es una máquina extremadamente poderosa y aún queda mucho por descubrir. Lo que sí es seguro es que es más poderoso de lo que sabemos y debemos dejar de sabotear sus esfuerzos colocando sobre él nuestras preocupaciones cotidianas y mundanas.

Así que el camino a seguir, y su intención específica es clara: sea amable con usted mismo. De prioridad a su bienestar. Todo lo demás, incluida la supermemoria, aparecerá.

**UPGRADE YOUR MIND** -> zelonimagelli.com

**UPGRADE YOUR BUSINESS** -> zeloni.eu

EDOARDO ZELONI MAGELLI

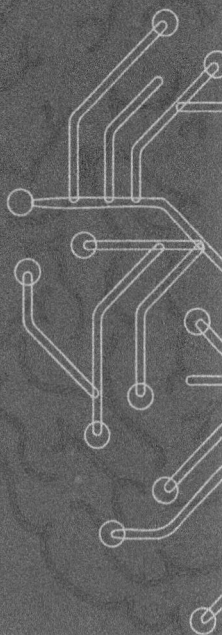

# MEM RIA
# FOTOGRÁFICA

Técnicas de Memoria Básicas y
Avanzadas para Mejorar la Memoria
-
Reglas Mnemotécnicas y Estrategias
para Mejorar la Memorización

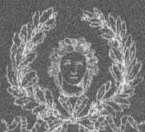

EDOARDO
ZELONI MAGELLI

EDOARDO ZELONI MAGELLI

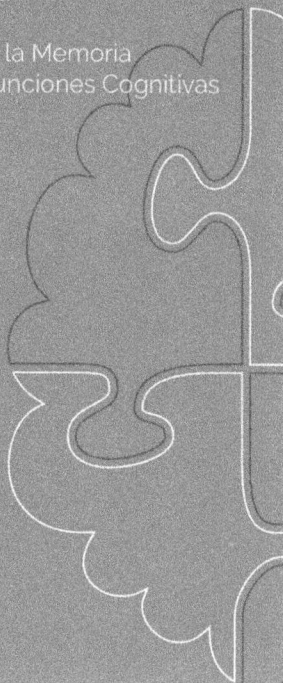

# ENTRENAMIENTO DE LA MEM RIA

Juegos de Memoria y Entrenamiento del Cerebro
para Prevenir la Pérdida de Memoria

Entrenamiento Mental para Mejorar la Memoria
y la Concentración y Agudizar las Funciones Cognitivas

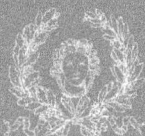

EDOARDO
ZELONI MAGELLI

# Referencias Bibliográficas

Adegbuyi, F. (2019). *Deep Work: The Complete Guide (including a step-by-step checklist)*. [online] Ambition & Balance. Retrieved July 7, 2019, from https://doist.com/blog/complete-guide-to-deep-work/

Alharbi, Mudi H. and Lamport, Daniel J. and Dodd, Georgina F. and Saunders, Caroline and Harkness, Laura and Butler, Laurie T. and Spencer, Jeremy P. E. (2016). Flavonoid-rich orange juice is associated with acute improvements in cognitive function in healthy middle-aged males. *European Journal of Nutrition*, 55 (6). pp. 2021-2029. ISSN 1436-6215

American Addiction Centers. (2019). *Depression, Anger, and Addiction: The Role of Emotions in Recovery and Treatment*. Retrieved July 7, 2019, from https://americanaddictioncenters.org/co-occurring-disorders/emotions-in-recovery-and-treatment

Ball, P. (2011). *The music instinct*. London: Vintage Books.

Bryant, J. (2016) *An Investment In Knowledge Pays The Best Interest.* Retrieved April 14, 2020, from https://selfmadesuccess.com/about-justin-bryant/

Buzan, T. and Buzan, B. (1996). *The mind map book.* New York: Plume.

Debono M, Ghobadi C, Rostami-Hodjegan A, Huatan H, Campbell MJ, Newell-Price J, Darzy K, Merke DP, Arlt W, & Ross RJ (2009). Modified-release hydrocortisone to provide circadian cortisol profiles. *The Journal of clinical endocrinology and metabolism,* 94 (5), 1548-54.

Dweck, C. (2012). *Mindset.* [Kennett Square, PA]: Soundview Executive Book Summaries.

Farnam Street. (2019). *The Buffett Formula: Going to Bed Smarter Than When You Woke Up.* Retrieved July 7, 2019, from https://fs.blog/2013/05/the-buffett-formula/

Foreman, C. (2015). *Revealing the Secrets of Tibetan Inner Fire Meditation* Retrieved July 7, 2019, from https://www.thewayofmeditation.com.au/revealing-the-secrets-of-tibetan-inner-fire-meditation

Grant, A. (2016). *Originals.* 1st ed. [S.l.]: Penguin Publishing Group.

Hanson, R. and Mendius, R. (2009). *Buddha's brain.* Oakland, CA: New Harbinger Publications.

Human-memory.net. (2019). *Memory Encoding - Memory Processes - The Human Memory.* Retrieved July 7, 2019, from http://www.human-memory.net/processes_encoding .html

Ifc.unam.mx. (2019). *A Brief Introduction to the Brain: Themes*. Retrieved July 7, 2019, from http://www.ifc.unam.mx/Brain/segunda.htm

Ifc.unam.mx. (2019). *A Brief Introduction to the Brain: Neural Nets*. Retrieved July 7, 2019, from http://www.ifc.unam.mx/Brain/nenet.htm

Jennings, K. (2017). *11 Best Foods to Boost Your Brain and Memory*. Healthline. Retrieved July 7, 2019, from https://www.healthline.com/nutrition/11-brain-foods#section1

Kubala, J. (2019). *6 Ways Added Sugar Is Fattening*. Healthline. Retrieved July 7, 2019, from https://www.healthline.com/nutrition/does-sugar-make-you-fat

Lee-Harris, G. Timmers, R. Humberstone, N. Blackburn, D. (2008) Music for Relaxation: A Comparison Across Two Age Groups. *Journal of Music Therapy*, Volume 55, Issue 4, Winter 2018, Pages 439–462.

Lucarelli, G. (2015) *La verità, vi prego, su emisfero destro, emisfero sinistro e creatività*. Retrieved July 7, 2019, from http://www.giovannilucarelli.it/wordpress/2015/06/verita-emisfero-destro-emisfero-sinistro/

Musial, C., Kuban-Jankowska, A., Gorska-Ponikowska, M. (2020). Beneficial Properties of Green Tea Catechins. *International Journal of Molecular Sciences* 21(5):1744

March 2020.

Newport, C. (2016). *Deep work*. 1st ed. Little Brown book Group.

Newsonen, S. (2014). *Why Do You Find It so Hard to Not Multitask?*. Psychology Today. Retrieved July 7, 2019, from https://www.psychologytoday.com/intl/blog/the-path-passionate-happiness/201405/why-do-you-find-it-so-hard-not-multitask

Novella, S. (2017). *Brain Wave Pseudoscience*. [online] Sciencebasedmedicine.org. Retrieved July 7, 2019, from https://sciencebasedmedicine.org/brain-wave-pseudoscience/

TalentSmart. (2019). *Emotional Intelligence (EQ) | The Premier Provider - Tests, Training, Certification, and Coaching*. TalentSmart. Retrieved July 7, 2019, from https://www.talentsmart.com/articles/Multitasking-Damages-Your-Brain-and-Your-Career,-New-Studies-Suggest-2102500909-p-1.html

Wax, D. (2019). *Writing and Remembering: Why We Remember What We Write*. Lifehack. Retrieved July 7, 2019, from: https://www.lifehack.org/articles/featured/writing-and-remembering-why-we-remember-what-we-write.html

Xiaochen Lin, Isabel Zhang, Alina Li, JoAnn E Manson, Howard D Sesso, Lu Wang, Simin Liu (2016). Cocoa

Flavanol Intake and Biomarkers for Cardiometabolic Health: A Systematic Review and Meta-Analysis of Randomized Controlled Trials. *The Journal of Nutrition,* Volume 146, Issue 11, November 2016, Pages 2325–2333.

Zamora-Ros R, Forouhi NG, Sharp SJ, González CA, Buijsse B, Guevara M, van der Schouw YT, Amiano P, Boeing H, Bredsdorff L, Clavel-Chapelon F, Fagherazzi G, Feskens EJ, Franks PW, Grioni S, Katzke V, Key TJ, Khaw KT, Kühn T, Masala G, Mattiello A, Molina-Montes E, Nilsson PM, Overvad K, Perquier F, Quirós JR, Romieu I, Sacerdote C, Scalbert A, Schulze M, Slimani N, Spijkerman AM, Tjonneland A, Tormo MJ, Tumino R, van der A DL, Langenberg C, Riboli E, Wareham NJ. (2013). *The association between dietary flavonoid and lignan intakes and incident type 2 diabetes in European populations: the EPIC-InterAct study. Diabetes Care. 2013 Dec;36(12):3961-70. doi: 10.2337/dc13-0877. Epub 2013 Oct 15.*

www.ingramcontent.com/pod-product-compliance
Lightning Source LLC
Chambersburg PA
CBHW070926030426
42336CB00014BA/2549